SPUDASMATA 86

SPUDASMATA

Studien zur Klassischen Philologie und ihren Grenzgebieten
Begründet von Hildebrecht Hommel und Ernst Zinn

Herausgegeben von Gottfried Kiefner und Ulrich Köpf

Band 86

ÄRZTEKUNST UND GOTTVERTRAUEN

2002

GEORG OLMS VERLAG HILDESHEIM · ZÜRICH · NEW YORK

ÄRZTEKUNST UND GOTTVERTRAUEN

Antike und mittelalterliche Schnittpunkte
von Christentum und Medizin

Herausgegeben von
Christian Schulze und Sibylle Ihm

2002

GEORG OLMS VERLAG HILDESHEIM · ZÜRICH · NEW YORK

Das Werk ist urheberrechtlich geschützt.
Jede Verwertung außerhalb der engen Grenzen
des Urheberrechtsgesetzes ist ohne Zustimmung
des Verlages unzulässig und strafbar.
Das gilt insbesondere für Vervielfältigungen,
Übersetzungen, Mikroverfilmungen
und die Einspeicherung und Verarbeitung
in elektronischen Systemen.

Die Deutsche Bibliothek - CIP-Einheitsaufnahme

Ärztekunst und Gottvertrauen :
Antike und mittelalterliche Schnittpunkte von Christentum
und Medizin / hrsg. von Christian Schulze und Sibylle Ihm. -
Hildesheim ; Zürich ; New York : Olms, 2002
(Spudasmata ; Bd. 86)
ISBN 3-487-11603-0

∞ ISO 9706
© Georg Olms Verlag AG, Hildesheim 2002
Alle Rechte vorbehalten
Printed in Germany
Umschlagentwurf: Prof. Paul König, Hildesheim
Gedruckt auf säurefreiem und alterungsbeständigem Papier
Herstellung: Digital Druck AG, 96158 Frensdorf
ISSN 0548-9705
ISBN 3-487-11603-0

Inhalt

Vorwort 7

Michael Dörnemann:
Medizinale Inhalte in der Theologie des Origenes 9

Sibylle Ihm:
Die Kapitel „Über die Ärzte" in der griechischen
sacro-profanen Florilegienliteratur 41

Irmgard Müller:
Hugo de Folieto: *De medicina animae.*
Antike Humoralpathologie in christlicher Deutung 71

Christian Schulze:
Christliche Ärztinnen in der Antike 91

Christoph Schweikardt / Christian Schulze:
Facetten antiker Krankenpflege und ihrer Rezeption 117

Vorwort

Der Arzt ist zu allen Zeiten derjenige, dessen Kunst über Leben, Krankheit und Tod entscheidet. Damit nähert er sich in seinem Tun der Allmacht Gottes. Um der Verantwortung, die ihm die oftmals existenzielle Bedeutung seiner Arbeit auflädt, gerecht zu werden, aber auch, um dem Frevel, der in der Selbstüberschätzung liegen kann, zu entgehen, ergab sich die Notwendigkeit, die Tätigkeit des Arztes zu versachlichen. Insbesondere christliche Schriftsteller wendeten sich solchen Fragen zu: Die Einwirkungen des Arztes auf Krankheit und Heilung werden deshalb schon von frühester Zeit an in sehr differenzierter Weise betrachtet.

In diesem Spannungsfeld von „Ärztekunst und Gottvertrauen" ist es schwer, wenn nicht sogar oft unmöglich, Grenzlinien zu finden. Genau solche Abgrenzungen aber sind für das Selbstverständnis von Ärzten und Priestern, von Medizin und Christentum von essentieller Bedeutung. Beide können vom Patienten als Heiler angesehen werden, beide vermitteln Hoffnung, beide tragen zum Heilungserfolg bei oder aber versagen.

Der vorliegende Sammelband nimmt sich einiger Fragen an, die bei der Durchdringung von Medizin und Christentum entstanden. Dabei werden exemplarisch Themen aus unterschiedlichen Epochen betrachtet. Die Verfasser sind sich bewußt, daß diese Form der Darstellung keinen Anspruch auf eine vollständige Behandlung des Themas erheben kann. Vielmehr bietet der vorliegende Band einen Einblick in Breite und Tiefe unterschiedlicher Ansätze, seien sie philologischer, theologischer, medizinischer oder historischer Art. Vertreter mehrerer Fakultäten der Ruhr-Universität Bochum haben sich für diesen Sammelband zusammengefunden. Die Interdisziplinarität der Beiträge soll gewährleisten, daß die Materie aus verschiedenen Blickwinkeln gewürdigt wird:

- MICHAEL DÖRNEMANN, Subregens des Bischöflichen Priesterseminars in Bochum, behandelt aus theologischer Sicht die vielfachen Bezüge des Origenes zur Medizin. Einen Schwerpunkt bildet der Rekurs auf die philosophische Tradition und den Titel des *Christus medicus*.
- In dem mittelalterlichen Zitatenschatz der *loci communes* stellt Dr. SIBYLLE IHM, Privatdozentin für Klassische Philologie, aus Sicht ihres Faches das Kapitel „Über die Ärzte" vor. Dabei schöpft der Kompilator aus antik-profanen wie auch aus christlichen Quellen und entwirft so ein differenziertes Bild von ärztlichem Schaffen und seelsorgerischer Hilfe.
- Prof. Dr. IRMGARD MÜLLER, die das medizinhistorische Institut der Ruhr-Universität Bochum leitet, stellt mit Hugo de Folietos frühmittelalterlichem Werk *De medicina animae* eine erstaunliche Vereinnahmung paganen humoralpathologischen Denkens seitens eines christlichen Autors vor. Sie zeichnet insbesondere Hugos Bemühen nach, aus der Physiologie und Pathologie Ein-

sicht in den religiösen und moralischen Kontext der biblischen Wahrheiten zu gewinnen.
- Aus dem Blickwinkel primär der Epigraphik versucht Dr. CHRISTIAN SCHULZE, Klassischer Philologe, Biologe und wissenschaftlicher Mitarbeiter am Bochumer Institut für Geschichte der Medizin, den Status antiker christlicher Ärztinnen – auch in Abgrenzung zum heidnischen Medizinbetrieb – näher zu umreißen. Trotz der relativ schmalen Materialbasis lassen sich manche zuweilen übersehene Differenzierungen innerhalb dieser Gruppe ausmachen. Besonderes Augenmerk kommt der Frage nach der christlichen wie heidnischen Motivation zur Ergreifung dieses Berufs zu.
- Dr. CHRISTOPH SCHWEIKARDT, wissenschaftlicher Assistent am Bochumer medizinhistorischen Institut, widmet sich primär der Krankenpflegegeschichte und überprüft unter Mitarbeit von CHRISTIAN SCHULZE in diesem Zusammenhang den immer wieder zu findenden Rekurs moderner Autoren auf die antiken – heidnischen wie christlichen – Wurzeln der Krankenpflege.

Die Herausgeber hoffen, daß die vorliegenden Aufsätze dazu beitragen werden, dieses Gebiet mehr in den Mittelpunkt des Forschungsinteresses rücken zu lassen. Gerade in diesem Bereich dürften noch viele Fragen einer näheren Betrachtung harren.

Die Herausgeber

Michael Dörnemann

Medizinale Inhalte in der Theologie des Origenes

1. Hintergrund medizinaler Sprache in den Schriften des Origenes

In der Philosophie, vor allem seit Platon, gab es die Tradition, Vergleiche aus der Medizin heranzuziehen, um die eigenen philosophischen Argumente zu veranschaulichen.[1] Außerdem war das Analogiemodell ‚Medizin' = ‚Heilmittel' für den Körper, ‚Philosophie' = ‚Heilmittel' für die Seele in jeder philosophischen Schule präsent.[2] Die Philosophie wurde insgesamt als Medizin gesehen, welche ein wirklich gesundes und geglücktes menschliches Leben ermöglicht.[3] Die frühchristlichen Theologen haben dies übernommen und auf den Glauben und die christliche Lehre übertragen. Im Folgenden soll dies am alexandrinischen Theologen Origenes (185-253)[4] aufgezeigt werden. Er verwendet vielfach Vergleiche aus der Medizin, um seine theologischen Aussagen zu veranschaulichen, die er überwiegend aus der Heiligen Schrift herzuleiten versucht.[5]

Origenes stammt aus Alexandrien, wo es eine bekannte wissenschaftlich-medizinische Ausbildungsstätte gab, die ab dem 3. Jahrhundert v.Chr. existierte und in einem guten Ruf stand.[6] In Alexandria wirkten Philo und später Clemens, die beide in ihren Schriften medizinische Vergleiche zur Veranschaulichung ihrer Darlegungen benutzten. Origenes ist von beiden Autoren beeinflußt.

In diesem Aufsatz kommt es darauf an, die Vielseitigkeit der Verwendung medizinischen Gedankengutes aufzuzeigen. Das soll in drei Stufen geschehen:

---

[1] So läßt Platon Sokrates im *Gorgias* 467c (328f. SCHLEIERMACHER) sagen: „Denkst du denn, daß die Menschen dasjenige wollen, was sie jedesmal tun? Oder vielmehr jenes, um deswillen sie dasjenige tun, was sie tun? Wie etwa die Arznei einnehmen von den Ärzten, denkst du, daß sie dasjenige wollen, was sie tun: Arznei nehmen und Schmerzen haben, oder jenes, das Genesen, um deswillen sie sie nehmen?" So ließen sich viele weitere Zitate gerade von Platon heranziehen.
[2] Vgl. GANTZ, *XPHΣIΣ/CHRÊSIS* 70f.
[3] Stellvertretend für die vielen Philosophen, die dies sagen, sei Seneca, *Ad Lucilium* 15,1f. (3, 112f. ROSENBACH) genannt: „Wenn du philosophierst, ist es gut. Gesund zu sein ist nämlich eigentlich erst dieses; ohne Philosophieren ist krank die Seele"; oder ders., *Ad Lucilium* 52,9 (3, 416f. ROSENBACH): „Was nämlich ist schimpflicher als eine Philosophie, die nach Beifall hascht? Lobt etwa ein Kranker den Arzt, wenn er schneidet?"
[4] Lebensdaten nach VOGT, *Origenes* 460.
[5] Darum kommen seine ‚Arzt-Vergleiche' vor allem in seinen Kommentaren und Homilien vor. Vgl. DUMEIGE, *Le Christ médecin* 129.
[6] Vgl. HERZOG, *Arzt* 721.

Als erstes seien bei Origenes Vergleiche aus der Heilkunde genannt. Zweitens wird das Motiv ‚Gott der Arzt' vorgestellt und in einem dritten Schritt wird ein Ausblick auf das bei Origenes vielfach verwendete *Christus-medicus*-Motiv gegeben.

2. Medizinische Vergleiche in der Theologie des Origenes

Origenes hält die Medizin für eine von Gott gegebene Wissenschaft.[7] Bereits im alttestamentlichen Buch Jesus Sirach 38,1-4 wird die Heilkunst des Arztes als von Gott geschenkt gepriesen:

> „Schätze den Arzt, weil man ihn braucht; denn auch ihn hat Gott erschaffen. Denn vom Höchsten ist die Heilkunde ... Gott bringt aus der Erde Heilmittel hervor, der Einsichtige verschmähe sie nicht."[8]

Daß Origenes diese Sicht des Sirachbuches kannte, ist mit Sicherheit anzunehmen, da er selbst sich für die Verwendung dieses Buches in der Kirche eingesetzt und als Buch der Heiligen Schrift zitiert hat.[9] So formuliert Origenes auf diesem Hintergrund:

> „Denn der Fromme wird nicht einmal glauben, daß ein Arzt, der vielen Kranken zur Gesundheit des Leibes verholfen hat, ohne göttliche Schickung in die Städte und zu den Leuten gekommen ist; unter den Menschen geschieht ja nichts Gutes ohne Gottes Willen."[10]

Daß ein Arzt im Auftrage Gottes heilt, diesen Gedanken nennt bereits Philo.[11] Origenes befasst sich im Zusammenhang mit der Auslegung der Heilungserzählungen der Evangelien auch mit der Frage, ob die Wunder unter medizinischen

---

[7] *Unde non puto aliquem recti sensus, quod in horum omnium scientia neget, quia omnis sapientia a Deo est. Iam vero de medicinae scientia nec dubitari puto; si enim est ulla scientia a Deo, quae magis ab eo erit quam scientia sanitatis, in qua etiam herbarum vires, et sucorum qualitates, ac differentiae dinoscuntur?* (*hom. in Num.* 18,3,3).
[8] Τίμα ἰατρὸν πρὸς τὰς χρείας αὐτοῦ τιμαῖς αὐτοῦ, καὶ γὰρ αὐτὸν ἔκτισεν κύριος. παρὰ γὰρ ὑψίστου ἐστὶν ἴασις, ... κύριος ἔκτισεν ἐκ γῆς φάρμακα, καὶ ἀνὴρ φρόνιμος οὐ προσοχθιεῖ αὐτοῖς.
[9] Vgl. MARBÖCK, *Sirach/Sirachbuch* 309f.
[10] Ὁ γὰρ εὐλαβὴς οὐδὲ σωμάτων ἰατρόν, πολλοὺς ἐπὶ τὸ βέλτιον νοσοῦντας ἀγαγόντα, οἰήσεται ἀθεεὶ πόλεσι καὶ ἔθνεσιν ἐπιδημεῖν, οὐδὲν γὰρ χρηστὸν ἐν ἀνθρώποις ἀθεεὶ γίνεται. (*Cels.* 1,9).
[11] Philo, *Quod deus sit immutabilis* 63-69 [14] (87 COHN/HEINEMANN) und *De migratione Abrahami* 87f. [16] 124 [22] (175/184 COHN/HEINEMANN) und *Legum Allegor.* 3,178 [62] (142 COHN/HEINEMANN).

Aspekten zu betrachten sind. Er schreibt bezüglich der Sicht der Ärzte in der Auslegung der Erzählung von der Heilung eines mondsüchtigen Jungen:

„Die Ärzte mögen sich also an die Physiologie halten, da sie ja meinen, es handle sich hier nicht um einen unreinen Geist, sondern um ein rein körperliches Krankheitsbild, und in ihrer Physiologie erklären, daß die Flüssigkeiten im Kopf sich in einer gewissen Übereinstimmung mit dem Mondlicht bewegen, welches eine feuchte Natur hat. Wir aber glauben dem Evangelium auch, daß diese Krankheit als von einem unreinen, stummen und tauben Geist in den daran Leidenden bewirkt betrachtet wird; andererseits sehen wir, daß die, welche nach Art der Beschwörer der Ägypter solchen Menschen die Heilung zu versprechen gewohnt sind, gelegentlich bei ihnen Erfolg zu haben scheinen."[12]

Bei aller positiven Sichtweise der Heilkunde kommt an dieser Stelle auch eine kritische Haltung denen gegenüber zum Ausdruck, die meinen, allzuständig zu sein und auch Dinge deuten zu können, die mit der Heilkunde allein nicht deutbar sind. Vogt merkt zu dieser Passage an, daß Origenes „einen Gegensatz zwischen der Naturkunde und der Lehre des Evangeliums sieht oder doch zum mindesten zwischen der Haltung, die alles natürlich zu erklären versucht, und der, die sich an das Evangelium hält. Der kurze Satz läßt jedenfalls eine deutliche Verachtung der Physiologie erkennen."[13]

Es finden sich bei Origenes positive Urteile über die wissenschaftliche Medizin der damaligen Zeit:

„Wenn das Gesundwerden von einer Krankheit mit Hilfe der Heilkunst vollzogen werden soll, muß der Arzt hinzugezogen werden."[14]

Clemens von Alexandrien hatte schon die verschiedenen Schulrichtungen in der Heilkunde als Vergleichspunkt für die verschiedenen Lehrmeinungen in der Kirche angeführt,[15] um zu zeigen, daß beide trotzdem positiv wirken können. Auch Origenes verwendet diesen Vergleich, um sich gegen das Argument des

---

[12] Ἰατροὶ μὲν οὖν φυσιολογείτωσαν, ἅτε μηδὲ ἀκάθαρτον πνεῦμα εἶναι νομίζοντες κατὰ τὸν τόπον, ἀλλὰ σωματικὸν σύμπτωμα, καὶ φυσιολογοῦντες τὰ ὑγρὰ λεγέτωσαν κινεῖσθαι τὰ ἐν τῇ κεφαλῇ, κατά τινα συμπάθειαν τὴν πρὸς τὸ σεληνιακὸν φῶς, ὑγρὰν ἔχον φύσιν, ἡμεῖς δὲ οἱ καὶ τῷ εὐαγγελίῳ πιστεύοντες, ὅτι τὸ νόσημα τοῦτο ἀπὸ πνεύματος ἀκαθάρτου, ἀλάλου, καὶ κωφοῦ ἐν τοῖς πάσχουσιν αὐτὸ θεωρεῖται ἐνεργούμενον, ὁρῶντες δέ, ὅτι καὶ οἱ εἰθισμένοι παραπλησίως τοῖς ἐπαοιδοῖς τῶν Αἰγυπτίων ἐπαγγέλλεσθαι τὴν κατὰ τοὺς τοιούτους θεραπείαν, δοκοῦσί ποτε ἐπιτυγχάνειν ἐν αὐτοῖς ... (comm. in Mat. 13,6; 248f. VOGT).
[13] VOGT, Origenes. Matthäuskommentar I Anm. 32, 287.
[14] Οὕτως εἰ τὸ ἀναστῆναι ἐκ τῆς νόσου ὁδῷ τῇ ἀπὸ ἰατρικῆς γίνεται, ἀναγκαίως παραλαμβάνεται ὁ ἰατρός (Cels. 2,20).
[15] Clemens, str. 7,90,3f. (64 STÄHLIN).

Celsus zu wehren, die verschiedenen Parteiungen bei den Christen zeigten die Unglaubwürdigkeit ihrer Lehre auf:

„Und wir beantworten dies: Bei jeder Angelegenheit, die von Anfang an auch im Leben nützlich ist, haben sich verschiedene Parteien herausgebildet. Denn da die Heilkunst für die Menschen nützlich und notwendig ist, finden darum viele Untersuchungen über die Art und Weise der Behandlung der Körper statt. Aus diesem Grund gibt es auf dem Gebiet der Heilkunst mehrere Schulen bei den Griechen und ebenso bei den Nichtgriechen, soweit sie sich mit der Heilkunst befassen."[16]

Bei Origenes wird die christliche Lehre als Arznei beschrieben:

„Oder ist es euch, den Griechen, gestattet, junge Männer und Sklaven und unvernünftige Menschen zum Studium der Philosophie anzutreiben, während uns aber, die wir dasselbe tun, die Menschenliebe abgesprochen wird, obwohl wir mit der Arznei des Wortes (der Glaubenslehre) jedes vernünftige Wesen heilen und mit Gott, dem Schöpfer, alles Geschaffenen vereinen wollen?"[17]

Origenes betont immer wieder, daß die christliche Lehre, so wie sich die platonische und stoische Philosophie als Heilmittel für die Seele verstand,[18] die Seele der Sünder heilen und die Seele der sittlich korrekt Lebenden zur weiteren Erkenntnis führen will.[19] Origenes ist stark von dieser Tradition der griechischen Philosophie geprägt;[20] aber er beläßt es nicht bei diesen bekannten Vergleichen, sondern unterstreicht die Vorrangstellung der christlichen Lehre gegenüber der Philosophie als der wahren Heilslehre für Seele und Leib.

---

[16] Καὶ πρὸς τοῦτο φήσομεν ὅτι οὐδενὸς πράγματος, οὗ μὴ σπουδαία ἐστὶν ἡ ἀρχὴ καὶ τῷ βίῳ χρήσιμος, γεγόνασιν αἱρέσεις διάφοροι. Ἐπεὶ γὰρ ἰατρικὴ χρήσιμος καὶ ἀναγκαία τῷ γένει τῶν ἀνθρώπων, πολλά τε τὰ ἐν αὐτῇ ζητούμενα περὶ τοῦ τρόπου τῆς τῶν σωμάτων θεραπείας, διὰ τοῦτο αἱρέσεις ἐν ἰατρικῇ παρὰ μὲν Ἕλλησιν εὑρίσκονται ὁμολογουμένως πλείονες, ἐγὼ δ' οἶμαι ὅτι καὶ παρὰ βαρβάροις, ὅσοι γε ἐπαγγέλλονται χρῆσθαι ἰατρικῇ (Cels. 3,12).
[17] Ἦ ὑμῖν μέν, ὦ Ἕλληνες, ἔξεστι μειράκια καὶ οἰκότριβας καὶ ἀνοήτους ἀνθρώπους ἐπὶ φιλοσοφίαν καλεῖν, ἡμεῖς δὲ τοῦτο ποιοῦντες οὐ φιλανθρώπως αὐτὸ πράττομεν, τῇ ἀπὸ τοῦ λόγου ἰατρικῇ πᾶσαν λογικὴν φύσιν θεραπεῦσαι βουλόμενοι καὶ οἰκειῶσαι τῷ δημιουργήσαντι πάντα θεῷ; (Cels. 3,54).
[18] Platon, *Charmides* 156f. (294-299 SCHLEIERMACHER). Seneca, *Ad Lucilium* 15,1f. (3,112f. ROSENBACH) Der Philosoph heilt die Seele von den Leidenschaften mit Hilfe der Vernunft, wie der Arzt den Körper von der Krankheit unter Anwendung von Schneiden und Brennen, so Philo, *De Decalogo* 150 [28] (403f. COHN/HEINEMANN) und *De cogitatione* 2,23 (334 COHN/HEINEMANN).
[19] Vgl. *Cels.* 3,59.
[20] Vgl. *Cels.* 3,12 und 3,54.

Celsus, der Kontrahent des Origenes, verwendet, in guter philosophischer Tradition stehend, den Begriff „Arzt" für den Philosophen, wenn er den Christen vorwirft, sie würden die Menschen von den „kundigen Ärzten"[21] fernhalten. In seiner Antwort versucht Origenes nicht nur zu beweisen, daß das Christentum eine bessere Philosophie besitzt – im Vergleich dazu nennt er die epikureische Philosophie eine schwere Krankheit –, sondern auch, daß das Christentum nicht wissenschaftsfeindlich ist. Der ganze Abschnitt *Cels.* 3,75 ist geprägt von medizinischer Terminologie, die auf die Philosophie bzw. die christliche Lehre angewandt wird. FERNANDEZ resumiert, daß Origenes auf die Argumentationsebene des Celsus eingeht.[22] So wie Celsus die Christen beschuldigt, daß sie die Menschen nicht wirklich heilen könnten, so benutzt Origenes den gleichen Vorwurf gegenüber den paganen Philosophen, vor allem gegenüber der epikureischen Philosophie.

Als ein Heilmittel, welches Gott dem Menschen gewährt, sieht Origenes das Gesetz:[23]

„Durch die medizinische Kunst kommt es zur Erkenntnis der Krankheit; man kommt aber nicht auf die Idee, die Medizin als Ursache der Krankheit anzusehen, da man durch sie die Art der Krankheit erkennt. Vielmehr steht fest, daß die Medizin etwas Gutes ist, weil sie uns das Übel erkennen läßt, so daß wir die Krankheit vermeiden können. Daher ist auch das Gesetz gut, durch das man die Sünde wahrnimmt und erkennt."[24]

Nicht nur das Gesetz, sondern auch das Wort Gottes, der Logos, sowie die Lehre der ganzen Schrift werden als ein Heilmittel beschrieben. Es geht aber nicht allein um die Lehre, sondern auch um die Praxis. In diesem Sinn vergleicht er Theologie und Medizin:

„So hat zum Beispiel die Geometrie als Ziel sich selbst und dieses Wissen. Aber es gibt auch ein Wissen, dessen Ziel ein Tun verlangt, zum Beispiel die Medizin. Ich soll die Wissenschaft und die Lehren der Medizin kennen, nicht nur damit ich weiß, was ich tun soll, sondern damit ich sie praktiziere, das heißt, um Wunden auszuschneiden, eine maßvolle und gezügelte Lebensweise zu verordnen, Fieberhitze am Schlag der Pulsadern festzustellen und in regelmäßiger Behandlung einen Überschuß an Blut zu

---

[21] Ἀποτρέποντι δὲ τοῦ προσέχειν τοῖς ἐπιστήμοσιν ἰατροῖς τῷ ἐλέγχεσθαι (*Cels.* 3,75).
[22] Vgl. FERNANDEZ, *Cristo médico* 240.
[23] Unter „Gesetz" versteht Origenes an dieser Stelle nicht das Gesetz des Mose, sondern das „natürliche Gesetz" (vgl. hierzu *Comm. in Rom.* 3,7 [97 HEITHER]).
[24] *Per artem medicinae datur languoris agnitio; numquidnam videretur tibi causa languoris esse medicina, quia per ipsam qualitas languoris agnoscitur? Sed sicut constat bonam esse medicinam, quae aegritudinis intelligentiam praestat, qua possit vitari infirmitas, ita et lex bona est, per quam deprehenditur et agnoscitur peccatum* (*comm. in Rom.* 3,6 [94f. HEITHER]). Der gleiche Gedankengang findet sich nochmals im *comm. in Rom. frg.* 3,19-20 (92f. HEITHER).

entfernen, zu regulieren und einzudämmen. Wenn es hier beim bloßen Wissen bleibt und kein Tun folgt, ist alles Wissen umsonst. Ähnlich wie Wissen und Tun in der Medizin verhalten sich Kenntnis und Dienst des Wortes zueinander."[25]

Und in einer anderer Predigt sagt Origenes:

„Von diesen (Evangelien) werden die Seelen, die in der Kirche geboren werden, wie von Hebammen geheilt, weil aus der Lesung der Schriften jedes Heilmittel der Unterweisung auf die Seelen angewandt wird."[26]

Origenes benutzt den Vergleich mit einem Heilmittel auch im Zusammenhang mit der Buße:

„Wenn du irgendeinen siehst, der durch die Sünden und durch die Pfeile des Teufels durchbohrt worden ist, wendest du doch wohl die Heilmethode der Rede und das Heilmittel des Wortes Gottes an, um die Wunden der Sünde durch Buße zu heilen und das Heilmittel des Bekenntnisses zu zeigen."[27]

Die Kirche übernimmt von Christus die Funktion des Heilens.[28]

Obwohl Origenes das ärztliche Handeln überwiegend positiv sieht und oft mit dem Handeln Gottes und seiner Kirche vergleicht, muß er auch schlechte Ärzte gekannt haben. Kritisch sieht er beispielsweise das Verständnis mancher Ärzte, nur für die höheren Stände der Gesellschaft zuständig zu sein. Im Kontext der Darlegung, daß die Schriften der Propheten und der Jünger Jesu besser sind als die der Philosophen, weil sie eine größere Menge Menschen erreichen durch ihre „einfache Sprache", lobt Origenes den Arzt, der sich in den Dienst aller Menschen stellt:

---

[25] *Verbi gratia: scientia geometriae finem habet ipsam tantum scientiam atque doctrinam. Alia vero scientia est, cuius finis opus exigit, velut medicina. Oportet me rationem et dogmata scire medicinae, non ut tantummodo noverim, quid debeam facere, sed ut faciam, id est, ut secem vulnera, victum moderatum castigatumque disponam, aestus febrium in pulsu venarum sentiam, ut curationibus cyclicis humorum abundantiam siccem, temperem atque restringam. Quae si quis tantum scierit et non opere fuerit subsecutus, cassa erit eius scientia. Simile quid scientiae medicinae et operi etiam in notitia ministerioque sermonis est (hom. in Luc.* 1,5 [SIEBEN 1,66f.).
[26] *Ab his ergo animae quae nascuntur in Ecclesia, velut obsetricibus medicantur, quia ex Scripturarum lectione cuncta in eas eruditionis medicina confertur (hom. in Ex.* 2,2).
[27] *Si cum videris aliquem vulneratum peccatis et sagittis diaboli confixum, adhibueris curationem sermonum ac verbi Dei contuleris medicinam, ut peccati vulnera per paenitentiam sanes et medicinam confessionis ostendas (hom. in Num.* 14,2,10).
[28] Vgl. hierzu die Ergebnisse KOCHS, *Pronoia und Paideusis* 78ff.

„So gibt uns aber offenbar die Menschenliebe und der Gemeinsinn ein, daß der Arzt, der für die Gesundheit vieler sorgt, gemeinnütziger ist als der, der sich nur um die Gesundheit weniger Menschen sorgt."[29]

Deutlich wird, daß Origenes die medizinischen Vergleiche fast nur metaphorisch verwendet.[30] Ihn interessiert als Theologe hauptsächlich diese Sichtweise. Er kann allerdings die Medizin nur dann als stimmigen Vergleich verwenden, wenn er selbst auf diesem Gebiet einigermaßen kundig ist. FERNANDEZ vermutet, daß aufgrund der Erkenntnis, daß in der Antike der mündliche Informationsfluß am geläufigsten war, Origenes seine medizinischen Kenntnisse auf diesem Wege erwarb; zudem gehörte medizinisches Wissen zum Normalwissen des gebildeten Menschen in Alexandria.[31] Die Medizin auf metaphorische Weise für seine Argumentation dienstbar zu machen, zeigt Origenes als Kenner Platons,[32] Senecas, Philos und nicht zuletzt des Clemens.

3. Θεὸς ἰατρός – Gott der Arzt

Das Wirken Gottes in der Welt wird in den Schriften der hebräischen Bibel immer wieder mit medizinischen Begriffen von „heilen" und „gesund machen" beschrieben. Zwei markante Stellen seien genannt: Im Buch Exodus 15,26 verheißt Gott im Anschluß an die Befreiung aus der ägyptischen Sklaverei:

„Wenn du auf die Stimme des Herrn deines Gottes hörst und was in seinen Augen gut ist, tust, wenn du seine Weisungen befolgst und auf alle Gesetze achtest, werde ich dir keine Krankheiten schicken, die ich den Ägyptern geschickt habe. Denn ich bin der Herr, der dich Heilende."[33]

---

[29] ... ἀλλὰ φανερὸν ὅτι αὐτὸ τὸ φιλάνθρωπον καὶ τὸ κοινωνικὸν ὑποβάλλει κοινωφελέστερον εἶναι ἰατρὸν τὸν τῆς τῶν πολλῶν ὑγιείας προνοησάμενον ἥπερ τὸν τῆς ὀλίγων μόνων (Cels. 7,59). Vgl. auch ebd. 7,60.
[30] SCHWEIGER, Medizinisches 75.
[31] Vgl. FERNANDEZ, Cristo médico 58.
[32] Die große Abhängigkeit von Platon in den Bildern aus dem Bereich Gesundheit – Krankheit – Arzt – Kranker – Heiler, hat ausführlich LETTNER, Bildersprache des Origenes 61-96, untersucht. Er nennt ihn darum den Platoniker unter den Kirchenvätern, ebd. 124.
[33] Ἐὰν ἀκοῇ ἀκούσῃς τῆς φωνῆς κυρίου τοῦ θεοῦ σου καὶ τὰ ἀρεστὰ ἐναντίον αὐτοῦ ποιήσῃς καὶ ἐνωτίσῃ ταῖς ἐντολαῖς αὐτοῦ καὶ φυλάξῃς πάντα τὰ δικαιώματα αὐτοῦ, πᾶσαν νόσον, ἣν ἐπήγαγον τοῖς Αἰγυπτίοις, οὐκ ἐπάξω ἐπὶ σέ. Ἐγὼ γάρ εἰμι κύριος ὁ ἰώμενός σε (Septuaginta). LUTHER übersetzte, wie auch heute die Einheitsübersetzung: „Ich bin JHWH, dein Arzt."

Im Buch Deuteronomium 32,39 heißt es von Gott: „Ich bin es, nur ich ... Ich habe verwundet; nur ich werde heilen."[34] An diesen beiden Zitaten kommt der enge Zusammenhang von israelitischem Heilungsverständnis und monotheistischem JHWH-Glauben zum Ausdruck. Gleichzeitig zeigt sich bereits hier ein umfassendes Verständnis von Heilung und Heil, sowie ein metaphorischer Gebrauch des medizinalen Begriffs „heilen" (ἰάομαι).[35]

Der Vergleich des Handelns Gottes mit dem Tun eines Arztes hängt bei Origenes eng zusammen mit seiner Vorstellung, daß Gott gegenüber der Welt und dem Menschen handelt wie ein „Erzieher".[36] In seinem Kommentar zum Matthäusevangelium verbindet er beide Titel:

„Wenn er (Gott) ‚auch Schmerzen bereitet' [Ijob 5,18], muß man wissen, daß häufig auch der Arzt Schmerzen bereitet; wenn Gott aber Schmerzen bereitet hat, dann ‚stellt er auch wieder her' [ebd.]. So hat er aus Güte geschlagen, die er geschlagen hat; nämlich ‚wie zu Söhnen verhält sich Gott' zu denen, die er erzieht. ‚Welchen Sohn gibt es denn, den der Vater nicht erzieht?' [ebd.]. Aber auch ‚jede Erziehung scheint für den Augenblick nicht Grund zur Freude, sondern zur Trauer zu sein, später aber verleiht sie die friedliche Frucht der Gerechtigkeit denen, die durch sie geübt wurden' [Hebr 12,11]. Deswegen hat Gott genauso geheilt, wie er geschlagen hat, denn wahr ist: ‚Er schlug und seine Hände haben geheilt' [Ijob 5,18]."[37]

So kommt auch im Vergleich der ärztlichen Praxis mit dem Tun Gottes das schmerzhafte Brennen und Schneiden als heilsames Tun der Ärzte immer wieder vor, um deutlich zu machen, daß Gott aus Güte und zum Heil schlägt, straft und züchtigt, ja um das Heil aller willen kann er sogar einen einzelnen Menschen nicht schonen. Origenes schreibt:

„Ich will aber auch den Arzt als Beispiel heranziehen und dabei aufweisen, daß er wegen der Schonung des ganzen Körpers ein einzelnes Glied nicht schonen kann ... Betrachte mir auch den Arzt: Wenn er, was geschnitten werden muß, vor dem Schneiden bewahrte, wenn er – wegen der Mühen, die solche Hilfsmaßnahmen begleiten – ‚was ausgebrannt werden muß', vor dem Ausbrennen bewahrte, – wie würde sich die

---

[34] ἐγώ εἰμι, ..., πατάξω κἀγὼ ἰάσομαι (Septuaginta).
[35] Zur Thematik ‚Krankheit und Heilung' im biblischen Verständnis vgl. KOSTKA, Mensch in Krankheit 5. 213.
[36] Παιδαγωγός. Vgl. hierzu VOGT, Gott als Arzt und Erzieher 69-74. Nicht zuletzt in dieser Verbindung von Arzt und Erzieher ist Origenes geprägt von Clemens.
[37] Εἰ δὲ καὶ αὐτὸς ἀλγεῖν ποιεῖ, ἰστέον ὅτι πολλάκις καὶ ἰατρὸς ἀλγεῖν ποιεῖ. Ποιήσας δὲ ἀλγεῖν ὁ θεός, πάλιν ἀποκαθίστησιν. οὕτω δὲ καὶ ἀπὸ ἀγαθότητος οὓς ἔπαισεν, ἔπαισεν, ὡς γὰρ υἱοῖς τοῖς παιδευομένοις «προσφέρεται ὁ θεός. Τίς γὰρ υἱὸς ὃν οὐ παιδεύει πατήρ; ' Ἀλλὰ καὶ «πᾶσα παιδεία πρὸς μὲν τὸ παρὸν οὐ δοκεῖ χαρᾶς εἶναι, ἀλλὰ λύπης ὕστερον δὲ καρπὸν εἰρηνικὸν τοῖς δι' αὐτῆς γεγυμνασμένοις ἀποδίδωσι δικαιοσύνης.» Διόπερ ὡς ἔπαισεν ὁ θεός, οὕτως καὶ ἰάσατο ἀληθὲς γὰρ τό «ἔπαισε, καὶ αἱ χεῖρες αὐτοῦ ἰάσαντο.» (comm. in Mt. 15,11 [104 VOGT]).

Krankheit dann vermehren und schlimmer werden! Wenn er freilich auf recht kühne Weise ans Schneiden und Brennen herangeht, wird er, weil er kein Mitleid hat und weil er kein Erbarmen zu haben scheint, jenen, der gebrannt und geschnitten wird, heilen. In gleicher Weise sorgt Gott nicht für den einzelnen, sondern er sorgt für die ganze Welt; was im Himmel und was auf Erden ist, verwaltet er allenthalben. Er berücksichtigt also das, was der ganzen Welt und allem Seienden zuträglich ist. Er berücksichtigt nach Möglichkeit auch, was dem einzelnen zuträglich ist, doch nicht dermaßen, daß, was dem einzelnen zuträglich wäre, der Welt einen Schaden beifügte."[38]

Und wenig später ergänzt Origenes:

„Vielleicht ist es so, wie wenn ein Arzt den Kranken, der nur noch durch Annahme täuschender Worte geheilt werden kann, zu täuschen versucht. Muß nun in solcher Weise nicht auch der Gott des Alls vorgehen, wenn er sich vorgenommen hat, dem Menschengeschlecht zu helfen? Würde nun der Arzt zum Kranken sagen: ‚Du mußt geschnitten werden. Du mußt mit dem Brenneisen behandelt werden; ja du mußt noch vieles Schlimme erdulden', so würde sich jener wohl nicht hergeben. Doch redet er bisweilen anders und hält unter dem Schwamm bereits jenes schneidende und trennende Eisen verborgen. Und wiederum verbirgt er, um es so auszudrücken, unter dem Honig die bittere Substanz und die unangenehme Arznei. Er will damit nicht schaden, sondern den Patienten heilen. Von derartigen Arzneien ist die ganze göttliche Schrift angefüllt. Und es ist teils Angenehmes darin verborgen, teils aber auch Bitteres ... Etwas Ähnliches, das sich aus der Entsprechung zum Vater und zum Arzt ergibt, tut auch Gott ... Indem also der Arzt bisweilen das heilende Eisen unter dem zarten und weichen Schwamm verbirgt und indem auch der Vater seine Zärtlichkeit durch eine nachdrückliche Drohung verhüllt, beseitigen die erstgenannten Täuschungen die Geschwülste und Krampfadern und auch noch anderes, wenn es den Aufbau des Körpers schädigt; die zweitgenannte Täuschung jedoch beseitigt die Ungezogenheit und die Nachlässigkeit. So in der Tat erkannte der Prophet auf mystische Weise, daß Gott etwas Ähnliches tut."[39]

---

[38] λήψομαι δὲ παράδειγμα καὶ ἰατρόν, δεικνὺς ὅτι φειδόμενος τοῦ ὅλου σώματος οὐ φείδεται μέλους ἑνός ... Ἴδε μοι καὶ ἰατρόν, τίνα τρόπον ἐὰν φειδόμενος ἢ τοῦ τέμνειν ὅ τι χρὴ τέμνειν, ἐὰν φειδόμενος τοῦ καυτηριάζειν <ὅ τι χρὴ καυτηριάζειν> διὰ τοὺς πόνους τοὺς ἐπακολουθοῦντας τοῖς τοιούτοις βοηθήμασι, τίνα τρόπον ἡ νόσος αὔξει καὶ χείρων γίνεται. Ἐὰν δὲ τολμηρότερον οἷον προσέλθῃ τῇ τομῇ καὶ τῇ καύσει, θεραπεύσει διὰ τοῦ μὴ ἐλεῆσαι, διὰ τοῦ δοκεῖν μὴ οἰκτειρεῖν ἐκεῖνον τὸν καυτηριαζόμενον καὶ τὸν τεμνόμενον. Οὕτως καὶ ὁ θεὸς οὐχ ἕνα ἄνθρωπον οἰκονομεῖ, ἀλλ' ὅλον τὸν κόσμον οἰκονομεῖ. Τὰ ἐν τῷ οὐρανῷ, τὰ ἐν τῇ γῇ πανταχοῦ διοικεῖ. Σκοπεῖ οὖν τί συμφέρει ὅλῳ τῷ κόσμῳ καὶ πᾶσι τοῖς οὖσι, κατὰ τὸ δυνατὸν σκοπεῖ καὶ τὸ συμφέρον τῷ ἑνί, οὐ μέντοι ἵνα γένηται ἐπὶ ζημίᾳ τοῦ κόσμου τὸ τοῦ ἑνὸς συμφέρον (hom. in Jer. 12,5 [137f. SCHADEL]).
[39] ὡς ἰατρὸς ἀπατᾶν τὸν κάμνοντα πραγματεύεται, μὴ δυνάμενον θεραπευθῆναι ἐὰν μὴ ἀπάτης παραδέξηται λόγους, οὕτω καὶ ὁ τῶν ὅλων θεός, ἐπεὶ προκείμενον ἔχει ὠφελῆσαι τὸ τῶν ἀνθρώπων γένος. Λεγέτω ὁ ἰατρὸς τῷ κάμνοντι, τμηθῆναί σε δεῖ, καυτηριασθῆναί σε δεῖ, ἀλλὰ χαλεπώτερα παθεῖν σε δεῖ, οὐκ ἂν παράσχοι ἑαυτὸν

Und gegenüber Celsus führt er aus:

> „Denn mancher ist so geartet, daß er mit einigen Unwahrheiten, wie sich deren die Ärzte zuweilen ihren Kranken gegenüber bedienen, eher auf den rechten Weg gebracht wird als mit der reinen Wahrheit."[40]

Der Vergleich mit den Ärzten, die zum Wohle des Patienten täuschen, ist bereits in der Philosophie bekannt.[41] Origenes veranschaulicht mit diesem Vergleich, daß der Mensch nicht alles versteht, was Gott zur Heilung des Menschen tut und warum er gerade auch schmerzliche Weisen der Behandlung dem Menschen zumutet.

Der Zusammenhang zwischen dem Arzt, der bittere Arznei verabreichen muß und dem strengen Vater, der zur besseren Erziehung hart sein muß, taucht noch einmal in den Ezechiel-Homilien auf:

> „Alles von Gott, was bitter zu sein scheint, nützt zur Erziehung und als Heilmittel. Arzt ist Gott, Vater ist Gott, der Herr ist nicht streng, sondern sanft ist der Herr."[42]

Es werden somit auch die Strafen, die Gott über die Bösen verhängt, als Heilmittel gesehen:

> „Denn die Lehre nimmt nicht als Strafe für die Bösen Gefühllosigkeit oder Unverstand an, zeigt aber, daß die von Gott über die Bösen verhängten Leiden und Strafen gewisse Heilmittel sind."[43]

ἐκεῖνος, ἀλλ' ἐνίοτε ἄλλο λέγει, καὶ ἔκρυψεν ὑπὸ τὸν σπόγγον ἐκεῖνο τὸ τέμνον, τὸ διαιροῦν σιδήριον, καὶ πάλιν κρύπτει, ἵν' οὕτως ὀνομάσω, ὑπὸ τὸ μέλι τὴν τοῦ πικροῦ φύσιν καὶ τὸ ἀηδὲς φάρμακον, βουλόμενος οὐ βλάψαι ἀλλ ἰάσασθαι τὸν θεραπευόμενον. Τοιούτων φαρμάκων πεπλήρωται ὅλη ἡ θεία γραφή, καὶ τινὰ μέν ἐστι χρηστὰ κρυπτόμενα, τινὰ δὲ ἐστι πικρὰ κρυπτόμενα ... Τοιοῦτόν τι ποιεῖ ἐκ τοῦ ἀνὰ λόγον πατρὶ καὶ ἰατρῷ ὁ θεός ... Ἐπεὶ τοίνυν ὁ ἰατρὸς ἐνίοτε ἀποκρύπτει τὸν ἰατρικὸν σίδηρον ὑπὸ τὸν ἁπαλὸν καὶ τρυφερὸν σπόγγον, κρύπτει δὲ καὶ ὁ πατὴρ τὴν φιλοστοργίαν διὰ τῆς ἐμφάσεως τῆς ἀπειλῆς, καὶ αἱ ἀπάται αἱ μὲν ἀφαιροῦσι τὰ στεατώματα καὶ τοὺς κιρσοὺς καὶ εἴ τι ἄλλο βλάπτει τὴν τοῦ σώματος κατασκευήν, ἡ δὲ περιαιρεῖ τὴν ἀπαιδευσίαν καὶ τὴν χαύνωσιν, τοιοῦτον δή τι νενόηκε ποιεῖν τὸν θεὸν ὁ προφήτης μυστικῶς (*hom. in Jer.* 20,3 [220ff. SCHADEL]).
[40] καὶ γάρ τινες τῶν λόγων τὰ τοιαδί ἤθη κατὰ τὸ ψεῦδος μᾶλλον λεγόμενοι ἐπιστρέφουσιν, ὥσπερ καὶ τῶν ἰατρῶν ποτε λόγοι τοιοίδε πρὸς τοὺς κάμνοντας, ἤπερ κατὰ τὸ ἀληθές (*Cels.* 4,19).
[41] Vgl. Philo, *De Cherubino* 15 [5] (175f. COHN/HEINEMANN). Hier wird auf Mose angespielt.
[42] *Omnia Dei, quae videntur amara esse, in eruditionem et remedia proficiunt. Medicus est Deus, pater est Deus, dominus est non asper, sed lenis est dominus* (hom. in Ezech. 1,2).

Der Aspekt der Güte Gottes ist Origenes besonders wichtig. Die Metapher „Arzt" für Gott, der nicht aus Rache oder Willkür straft sondern aus Güte und Notwendigkeit, ist am besten geeignet, um diese Eigenschaft Gottes in Einklang zu bringen mit den Strafen, die Gott verhängt.[44] Origenes legt auf diesen Aspekt deshalb so großen Wert, weil er in der Auseinandersetzung mit Markion, der wegen der Berichte vom strafenden Gott das Alte Testament insgesamt ablehnt,[45] die Einheit von AT und NT betont. Der Aspekt, daß Gott aus pädagogischen Gründen straft, findet sich bereits bei Philo von Alexandrien.[46] Die Frage der Vereinbarkeit von Strafe und Güte, sowie die Frage nach der Gerechtigkeit Gottes gegenüber der Welt und gegenüber einzelnen Menschen hat Origenes sehr beschäftigt. Er kommt auf diese Thematik immer wieder zurück, so schreibt er:

„So merkten sich jene das Wort: ‚Ich werde verwunden' (Dtn 32,39), das andere aber: ‚Und ich werde heilen' (Dtn 32,39), sehen sie nicht. Gott spricht hier wie ein Arzt, der in den Leib des Kranken tiefe Einschnitte macht und ihm schwere Wunden verursacht, um das Schädliche und der Gesundheit Hinderliche aus ihm herauszuholen, und der seine Tätigkeit nicht mit dem Schneiden und den damit verbundenen Schmerzen einstellt, sondern durch ärztliche Behandlung den Körper zu der ihm bestimmten Gesundheit zurückführt."[47]

Im gleichen Werk heißt es an anderer Stelle:

„Denn wenn wir die Züchtigungen, die Väter, Lehrer und Erzieher über ihre Zöglinge verhängen, oder das schmerzliche Schneiden und Brennen, das die Ärzte der Heilung wegen an ihren Kranken vornehmen, mißbräuchlicherweise als Übel bezeichnen, und wenn wir davon reden, daß der Vater seinen Söhnen Böses antut, oder daß die Erzieher oder die Lehrer oder die Ärzte ähnlich handeln, so kommt es uns doch nicht in den

---

[43] οὐ διδάσκοντι μὲν ἐν κολάσεως μοίρᾳ τῷ φαύλῳ ἀποδίδοσθαι ἀναισθησίαν ἢ ἀλογίαν παριστάντι δὲ εἶναί τινα φάρμακα ἐπιστρεπτικὰ τοὺς ἀπὸ θεοῦ τοῖς φαύλοις προσαγομένους πόνους καὶ τὰς κολάσεις; (Cels. 3,75).
[44] Vgl. FERNANDEZ, Cristo médico 189. 201. Ebenso 280, wo er betont, daß das Bild „Gott als Arzt" weniger aus Bibeltexten suggeriert wird, sondern benutzt wird, um ein Problem des Gottesbildes zu lösen.
[45] Zur Person des Marcion und seiner Lehre vgl. KÖNIG, Marcion von Sinope 421-423. Vgl. auch FERNANDEZ, Cristo médico 189.
[46] Vgl. Philo, Quod deus sit immutabilis 63-69 [14] (87 COHN/HEINEMANN). Gott straft zur Warnung, siehe Philo, De praemiis et poenis 148 [6] (419 COHN/HEINEMANN).
[47] Οὕτω δ' ἐκεῖνοι ἤκουσαν μὲν τοῦ «Πατάξω» οὐκέτι δὲ ὁρῶσι τὸ «κἀγὼ ἰάσομαι» ὅ τι ὅμοιόν ἐστι <τῷ> λεγομένῳ ὑπὸ ἰατροῦ, διελόντος σώματα καὶ τραύματα χαλεπὰ ποιήσαντος ἐπὶ τῷ ἐξελεῖν αὐτῶν τὰ βλάπτοντα καὶ ἐμποδίζοντα τῇ ὑγιείᾳ, καὶ οὐ καταλήξαντος εἰς τοὺς πόνους καὶ τὴν διαίρεσιν ἀλλ' ἀποκαθιστῶντος τῇ θεραπείᾳ τὸ σῶμα ἐπὶ τὴν προκειμένην αὐτῷ ὑγίειαν (Cels. 2,24).

Sinn, die Betreffenden wegen des Schlagens oder Schneidens zu tadeln. Ebensowenig dürfte, wenn es von Gott in gleicher Weise heißt, daß er diese Mittel zur Besserung und Heilung der Menschen anwendet, die solcher Leiden bedürfen, an der Schrift etwas auszusetzen sein."[48]

Gott ist nicht der Verursacher der Krankheit und des Bösen, genausowenig wie der Arzt Schuld an der Krankheit des Patienten ist:

„Wenn jemand gegen die Vorschrift des Arztes einen Brei von verdorbenen Speisen genossen hat, der Körper in seiner ausgeglichenen Stoffwechsellage gestört ist und der betreffende Mensch sich deshalb Fieber oder irgendeine Krankheit zuzieht, dann hat er die unheilvolle Krankheit sicherlich nicht durch den Arzt, sondern durch seine eigene Unbeherrschtheit bekommen. Wenn er aber die Vorschriften des Arztes beobachtet und wohlbehalten bleibt, wird man auf jeden Fall sagen, er habe das Gut der Gesundheit mit Hilfe des Arztes bewahrt. Auf diese Weise wird offensichtlich Gott selbst jedem nach seinen guten Taten vergelten. Dagegen soll man verstehen, daß das Böse nicht von Gott kommt, sondern aus den schlechten Säften der Unbeherrschtheit und dem schlechthin verkehrten Tun."[49]

Wie die Medizin mit Gesundheit und Krankheit zu tun hat, so befaßt sich Gott mit dem Unrecht der Menschen und bestraft es.[50] Strafen Gottes geschehen immer zur Heilung des Menschen. Der Vergleich mit dem Arzt, der nicht an der Krankheit schuld ist, wenn er sie diagnostiziert, ist schon Clemens und Philo geläufig.[51] Auf den Vorwurf des Celsus, daß das Christentum Gott menschliche Leidenschaften zuschreibt, wie Zorn und Drohungen, antwortet Origenes:

---

[48] Ὥσπερ γάρ, εἰ καταχρηστικῶς ἀκουόντων ἡμῶν κακὰ τοὺς προσαγομένους πόνους τοῖς παιδευομένοις ὑπὸ πατέρων καὶ διδασκάλων καὶ παιδαγωγῶν, ἢ ὑπὸ ἰατρῶν τοῖς θεραπείας ἕνεκεν τεμνομένοις ἢ καυτηριαζομένοις, λέγομεν τὸν πατέρα κακοποιεῖν τοῖς υἱοῖς ἢ τοὺς παιδαγωγοὺς ἢ τοὺς διδασκάλους ἢ τοὺς ἰατρούς, οὐδὲν ἂν κατηγοροῖντο οἱ τύπτοντες ἢ οἱ τέμνοντες, οὕτως, εἰ ὁ θεὸς λέγεται τὰ τοιαδὶ ἐπάγειν ἐπιστροφῆς καὶ θεραπείας ἕνεκεν τῶν δεομένων τοιούτων πόνων, οὐδὲν ἂν ἄτοπον ὁ λόγος ἔχοι (Cels. 6,56).
[49] Si quis contra praeceptum medici sumptis malorum ciborum sucis et corporis turbata temperie vel febres vel quoslibet huiuscemodi incurrerit morbos, certum est, quod non per medicum, sed per intemperantiam suam pestem languoris acceperit; si vero medici praecepta custodiens in sospitate perduret, utique per medicum dicetur habere gratiam sanitatis. Hoc ergo modo consequenter videbitur Deus ipse per se reddere unicuique secundum opera sua, quae bona sunt; mala autem venire intelligentur non a Deo, sed ex pessimis intemperantiae sucis et cruda pravitate gestorum (Comm. in Rom. 2,6 [202-205 HEITHER]).
[50] Vgl. comm. in Rom. frg. 3,5-8 (74f. HEITHER).
[51] Clemens, Paid. 1,88 (141 STÄHLIN). Philo, De Josepho 62f. [12] (171 COHN/HEINEMANN).

„Die Drohungen ferner sind einfache Ankündigungen der Strafen, die über die Bösen kommen werden; gerade so könnte man auch die Worte des Arztes Drohungen nennen, wenn er zu seinem Kranken spricht: ‚Ich werde dich schneiden und Brenneisen bei dir anwenden müssen, wenn du meinen Anordnungen keine Folge leistest und dich nicht im Essen und Trinken in acht nimmst und dich nicht so und so verhältst.'"[52]

Auf die Frage hin, warum Gott nicht bei jedem und immer sofort eingreift und die Sünde behebt, warum er auch oft nicht sofort straft, antwortet Origenes ebenfalls mit einem Arzt-Vergleich:

„Auch Ärzte, die jemanden eigentlich rascher heilen können, aber vermuten, daß ein verborgenes Gift im Körper steckt, bewirken zunächst das Gegenteil von Heilung, und das tun sie gerade, weil sie mit größerer Sicherheit heilen wollen: sie glauben, es sei besser, jemand eine Zeitlang im Zustand der Entzündung und der Krankheit zu halten, damit er um so zuverlässiger die Gesundheit wiedererlangt, als daß er die raschere scheinbar schneller zu Kräften kommt, später aber einen Rückfall hat und Heilung sich als vorübergehend erweist. In derselben Weise handelt auch Gott, der die Geheimnisse des Herzens kennt und das Zukünftige voraussieht: in seiner Langmütigkeit läßt er den Dingen ihren Lauf, ja er zieht sogar durch äußere Einflüsse das verborgene Übel hervor, damit der Mensch gereinigt wird, der durch Nachlässigkeit die Samen der Sünde in sich aufgenommen hat; er soll sie, wenn sie zum Vorschein kommen, ausspeien, und wenn er dabei auch in noch größere Not gerät, so kann er doch später, nach der Reinigungskur, die auf das Übel folgt, seine ursprüngliche gesunde Konstitution wiedererlangen."[53]

Er schreibt nochmals an anderer Stelle:

„Wir sagten schon, als wir von dem Pharao sprachen, daß zuweilen eine allzu rasche Heilung nicht zum besten der Behandelten ist, falls diese aus eigener Verantwortung

---

[52] Καὶ αἱ ἀπειλαὶ δὲ ἀπαγγελίαι εἰσὶ περὶ τῶν ἀπαντησομένων τοῖς φαύλοις, ὡς εἰ ἀπειλάς τις ἔφασκεν εἶναι καὶ τοὺς τοῦ ἰατροῦ λόγους, λέγοντος τοῖς κάμνουσι, τεμῶ σε καὶ καυστῆρας προσάξω σοι, ἐὰν μὴ πεισθῇς μου τοῖς νόμοις καὶ οὑτωσὶ μὲν διαιτήσῃ οὑτωσὶ δὲ σαυτὸν ἀγάγῃς (Cels. 4,72).
[53] ὥσπερ γάρ τινα καὶ ἰατροὶ δυνάμενοι τάχιον ἰάσασθαι, ὅταν ἐγκεκρυμμένον ἰὸν ὑπονοῶσιν ὑπάρχειν περὶ τὰ σώματα, τὸ ἐναντίον τῷ ἰάσασθαι ἐργάζονται, διὰ τὸ ἰᾶσθαι βούλεσθαι ἀσφαλέστερον τοῦτο ποιοῦντες, ἡγούμενοι κρεῖττον εἶναι πολλῷ χρόνῳ παρακατασχεῖν τινα ἐν τῷ φλεγμαίνειν καὶ κάμνειν ὑπὲρ τοῦ βεβαιότερον αὐτὸν τὴν ὑγείαν ἀπολαβεῖν ἤπερ τάχιον μὲν ῥῶσαι δοκεῖν, ὕστερον δὲ ἀναδῦναι καὶ πρόσκαιρον γενέσθαι τὴν ταχυτέραν ἴασιν, τὸν αὐτὸν τρόπον καὶ ὁ θεός, γινώσκων τὰ κρύφια τῆς καρδίας καὶ προγινώσκων τὰ μέλλοντα, διὰ τῆς μακροθυμίας ἐπιτρέπει τάχα καὶ διὰ τῶν ἔξωθεν συμβαινόντων ἐφελκόμενος τὸ ἐν κρυπτῷ κακὸν ὑπὲρ τοῦ καθᾶραι τὸν δι' ἀμέλειαν τὰ σπέρματα τῆς ἁμαρτίας κεχωρηκότα, ἵνα εἰς ἐπιπολὴν ἐλθόντα αὐτά τις ἐμέσας, εἰ καὶ ἐπὶ πλεῖον ἐν κακοῖς γεγένηται, ὕστερον δυνηθῇ καθαρσίου τυχὼν τοῦ μετὰ τὴν κακίαν ἀναστοιχειωθῆναι (princ. 3,1,13 [506-509 GÖRGEMANNS/KARP]).

in Schwierigkeiten geraten sind und dann ganz leicht von diesen Schwierigkeiten befreit würden; denn sie würden dann das Übel als ein leicht heilbares für gering achten, sich ein zweites Mal nicht hüten hineinzugeraten, und so wieder in dasselbe Übel verfallen. Gott, der Ewige, der das Verborgene kennt, der ‚alles weiß, bevor es geschieht', verschiebt deshalb in seiner Güte bei solchen Menschen die raschere Hilfe für sie; man könnte sagen: sein Helfen besteht im Nicht-Helfen, weil eben dies nicht zuträglich ist."[54]

Die Vorgehensweise des Arztes richtet sich nach der Art der Krankheit:

„Zehn Personen gehen zum Arzt mit zehn Arten von Krankheiten. Er behandelt sie nicht alle auf die gleiche Weise, sondern den einen heilt er gemäß seinem Ermessen durch einen Verband, einem anderen gibt er ein anderes Medikament, bei einigen legt er ein sogenanntes Ätzmittel auf, den einen beruhigt er durch einen bitteren Trank, den anderen durch einen süßen Trank; er streicht über die Wunden eines anderen dikke Salbe. So spricht auch das Wort Gottes gemäß der Verschiedenheit der Menschen, und es dringt ein auf eine Art, die den Geheimnissen seiner Weisheit angepaßt ist."[55]

Um deutlich zu machen, daß Gott auf die individuelle Situation des Menschen eingeht, benutzt Origenes wiederum einen Arzt-Vergleich:

„Wie die Beschaffenheit der Speisen sich entsprechend der Natur des Kindes in der Nährmutter zu Milch verwandelt, oder wie sie vom Arzt für den Kranken nach den Forderungen der Gesundheit bestimmt, oder für den kräftigen Mann dementsprechend kräftiger angeordnet wird, so verändert auch Gott die Kraft seines Wortes, das dazu bestimmt ist, die menschliche Seele zu nähren, für einen jeden Menschen nach seiner Würdigkeit."[56]

---

[54] Εφάσκομεν καὶ περὶ τοῦ Φαραὼ ἐξετάζοντες ὅτι ἐνίοτε τὸ τάχιον θεραπευθῆναι οὐ πρὸς καλοῦ γίνεται τοῖς θεραπευομένοις, εἰ παρ' ἑαυτοὺς χαλεποῖς περιπεσόντες εὐχερῶς ἀπαλλαγεῖεν τούτων οἷς περιπεπτώκασι καταφρονοῦντες γὰρ ὡς εὐιάτου τοῦ κακοῦ, δεύτερον οὐ φυλαττόμενοι τὸ περιπεσεῖν αὐτῷ, ἐν αὐτῷ ἔσονται. διόπερ ἐπὶ τῶν τοιούτων ὁ θεὸς ὁ αἰώνιος, ὁ τῶν κρυπτῶν γνώστης, ὁ 'εἰδὼς τὰ πάντα πρὶν γενέσεως αὐτῶν', κατὰ τὴν χρηστότητα αὐτοῦ ὑπερτίθεται τὴν ταχυτέραν πρὸς αὐτοὺς βοήθειαν καὶ, ἵν' οὕτως εἴπω, βοηθῶν αὐτοῖς οὐ βοηθεῖ, τούτου αὐτοῖς λυσιτελοῦντος (princ. 3,1,17 [522-525 GÖRGEMANNS/KARP)

[55] Ad medicum decem vadunt, decem habentes species infirmitatum. Non omnes eodem modo curat, sed alium isto, et alium illo ut pata sanat emplastro, alii aliud tribuit medicamentum, nonnullis quod cauterium nuncupatur imponit, alium amara, alium dulci temperat potione, cuiusdam vero vulnera crassiore unguine delinit. Sic et sermo dei pro qualitatibus hominum loquitur, nec passim sapientiae suae ingerit sacramenta (hom. in. Ezech. 3,8). Vgl. ähnliche Gedanken bei Aristoteles, NE 6,7 (1141a [188ff. GIGON]), hier allerdings auf die Wissenschaft bezogen.

[56] ὥσπερ ἡ τῶν τροφῶν ποιότης πρὸς τὴν τοῦ νηπίου φύσιν εἰς γάλα μεταβάλλει ἐν τῇ τρεφούσῃ, ἢ ὑπὸ τοῦ ἰατροῦ κατασκευάζεται πρὸς τὸ τῆς ὑγείας χρειῶδες τῷ κάμνοντι, ἢ τῷ ἰσχυροτέρῳ ὡς δυνατωτέρῳ οὑτωσὶ εὐτρεπίζεται, οὕτως τὴν τοῦ πεφυ-

Auch Seneca mahnte die Philosophen, daß die Philosophie auf die einzelnen Seelenzustände „richtig" mit ihrem jeweiligen Heilmitteln eingehen müsse.[57] Nicht nur Gott selbst handelt direkt am Menschen wie ein Arzt, auch die Propheten des Alten Bundes handeln ärztlich im Auftrage Gottes:

„Die Ärzte, welche sich zu den körperlich Kranken begeben und sich gemäß den Bestrebungen der Heilkunst stets um die Heilung der Kranken bemühen, sehen Furchtbares, werden unerfreulicher Dinge teilhaftig (und) nehmen bei den Unglücksfällen anderer eigene Betrübnisse auf. Und es ist ihr Leben ständig in Bedrängnis. Denn niemals sind sie mit Gesunden zusammen, stets aber mit Verwundeten, mit solchen, die Geschwüre haben, mit solchen, die voller Eiter, Fieberhitze und mannigfacher Krankheiten sind. Doch wenn jemand die Heilkunst beiziehen will, wird er die Bestrebungen der Kunst, die er aufgenommen hat, nicht unwillig ertragen und auch nicht vernachlässigen, wenn er sich in der Gesellschaft derer, von denen wir eben geredet haben, befindet. Dies aber soll mir zur Einführung gesagt sein. Denn es sind ja auch die Propheten gleichsam Ärzte der Seele; sie halten sich stets dort auf, wo die sind, die der Heilung bedürfen. Denn ‚nicht die Gesunden brauchen den Arzt, sondern die Kranken' [Lk 5,31]. Was aber die Ärzte von zuchtlosen Kranken erdulden müssen, das erdulden die Propheten und Lehrer von denen, die sich nicht heilen lassen wollen. Denn sie werden von jenen gehaßt, weil sie Anordnungen treffen, die der begehrlichen Neigung der Kranken zuwiderlaufen, und weil sie diejenigen, die sich sogar in Krankheiten weigern, das den Krankheiten Entsprechende einzunehmen, am Schlemmen und Genießen hindern. Es fliehen also die zuchtlosen Kranken vor den Ärzten, wobei sie sie oftmals sogar beschimpfen, ihnen Übles nachsagen und alles Erdenkliche tun, was wohl auch ein Feind dem Feind antun würde. Sie vergessen nämlich, daß diese als Freunde kommen. Sie richten ihren Blick auf die Mühsal der Lebensvorschriften, auf die Mühsal der zustoßenden Arzteisens, jedoch nicht auf den Erfolg, der sich nach der Beschwernis einstellt. Und sie hassen sie, als wären sie Urheber von bloßen Beschwernissen, nicht aber von Beschwernissen, die diejenigen, die sich heilen lassen wollen, zur Gesundheit führen. Jenes Volk nunmehr war krank. Mannigfaltige Krankheiten waren im sogenannten Gottesvolk. Gott sandte ihnen die Propheten als Ärzte. Einer der Ärzte war auch Jeremia ... Wie ein Arzt wandte er auch Heilmittel an. Doch waren die Kranken dabei zuchtlos und trachteten danach, ihre eigenen Begierden zu stillen. Und jener mußte wie ein Arzt sagen: ‚Ich brachte keinen Nutzen und es nützte mir auch niemand'. Vielleicht gibt es wegen der Menschenfreundlichkeit dessen, dem genützt wird, zu dem hin, der nützt, ein wechselseitiges Empfinden, so daß auch der Sprechende zu seinem Nutzen kommen kann."[58]

κότος τρέφειν ἀνθρωπίνην ψυχὴν λόγου δύναμιν ὁ θεὸς τοῖς ἀνθρώποις ἑκάστῳ κατ' ἀξίαν μεταβάλλει (*Cels.* 4,18).

[57] Seneca, *Ad Lucilium* 99,29 (4,548f. ROSENBACH).

[58] Οἱ ἰατροὶ τῶν σωμάτων παρὰ τοὺς κάμνοντας γινόμενοι καὶ ἀεὶ τῇ θεραπείᾳ τῶν καμνόντων ἑαυτοὺς ἐπιδιδόντες κατὰ τὸ βούλημα τῆς τέχνης τῆς ἰατρικῆς ὁρῶσι δεινὰ καὶ θιγγάνουσιν ἀηδῶς, <καὶ> ἐπ' ἀλλοτρίαις συμφοραῖς καρποῦνται ἰδίας λύπας καὶ ἔστιν ἀεὶ ὁ βίος αὐτῶν ἐν περιστάσει, οὐδέποτε γάρ εἰσι μετὰ ὑγιαινόντων, ἀλλ' ἀεὶ μετὰ τῶν τραυματιῶν, μετὰ τῶν νομὰς ἐχόντων, μετὰ τῶν

Bei Seneca taucht bereits der Vergleich des *vir sapiens* mit dem Arzt auf, der sich ekeligen Geschwüren widmet.[59] Seneca nennt den Philosophen, der zur Besserung der Seelen von Menschen viel erduldet, bei Origenes sind es die Propheten und Christus. Gott kann alle Seelen heilen; so sagt Origenes:

„Wie es bei den körperlichen Krankheiten und Wunden einige gibt, die durch keine ärztliche Kunst geheilt werden können, so ist es andererseits, wie wir behaupten, unwahrscheinlich, daß bei den Seelen ein von der Sünde herstammendes Gebrechen vorhanden sei, das unmöglich von der über allen waltenden Vernunft und von Gott geheilt werden könnte. Denn da das Wort mit seiner ihm innewohnenden Heilkraft mächtiger ist als alle der Seele anhaftenden Übel, so läßt es diese Kraft nach dem Willen Gottes bei jedem wirken; und so ist das Ende der Dinge die Vernichtung der Sünde."[60]

πεπληρωμένων πύων, πυρετῶν, νόσων ποικίλων, καὶ εἰ βούλεταί τις ἐπαγγείλασθαι τὴν ἰατρικήν, οὐκ ἀγανακτήσει οὐδ᾽ ἀμελήσει τοῦ βουλήματος τῆς τέχνης ἧς ἀνείληφεν, ἐπὰν ᾖ μετὰ τῶν τοιούτων ὡς προειρήκαμεν. Τοῦτο δὲ μοι τὸ προοίμιον λέλεκται διὰ τὸ καὶ τοὺς προφήτας οἷον εἶναι ἰατροὺς ψυχῶν καὶ ἀεὶ προσδιατρίβειν ὅπου οἱ δεόμενοι θεραπείας: <οὐ> γὰρ <χρείαν ἔχουσιν οἱ ὑγιαίνοντες ἰατροῦ ἀλλ᾽ οἱ κακῶς ἔχοντες>, ὅπερ δὲ πάσχουσιν ὑπὸ τῶν ἀκολάστων καμνόντων ἰατροί, τοῦτο πάσχουσι καὶ οἱ προφῆται καὶ οἱ διδάσκαλοι ὑπὸ τῶν οὐ βουλομένων θεραπεύεσθαι, ἐκεῖθεν γὰρ μισοῦνται, ὡς διατασσόμενοι παρὰ τὴν προαίρεσιν τῆς ἐπιθυμίας τῶν καμνόντων, ὡς κωλύοντες τρυφᾶν καὶ ἥδεσθαι τοὺς καὶ ἐν νόσοις βουλομένους μὴ τὰ ἄξια τῶν νόσων λαμβάνειν. Φεύγουσιν οὖν οἱ ἀκόλαστοι τῶν καμνόντων ἰατρούς, πολλάκις αὐτοῖς καὶ λοιδορούμενοι καὶ κακολογοῦντες αὐτοὺς καὶ πᾶν ὁτιποτοῦν ποιοῦντες ὃ ποιήσειεν ἂν ἐχθρὸς ἐχθρῷ, ἐπιλανθάνονται γὰρ οὗτοι ὅτι ὡς φίλοι προσέρχονται, ἀφορῶντες εἰς τὸ ἐπίπονον τῆς διαίτης, εἰς τὸ ἐπίπονον τῆς ἀπὸ σιδήρου ἰατρῶν πληγῆς οὐκ εἰς τὸ τέλος τὸ μετὰ τὸν πόνον, καὶ μισοῦσιν ὡς πατέρας πόνων μόνον, οὐχὶ δὲ πόνων φερόντων ἐπὶ ὑγίειαν τοὺς ἰατρευομένους. Ὁ λαὸς τοίνυν ἐκεῖνος ἔκαμνε, ποικίλαι νόσοι ἦσαν ἐν τῷ λαῷ τῷ χρηματίσαντι τοῦ θεοῦ. Ἔπεμπεν αὐτοῖς ἰατροὺς ὁ θεὸς τοὺς προφήτας. Εἷς τῶν ἰατρῶν καὶ Ἱερεμίας ἦν ... ὡς καὶ ἰατρὸς προσανήλισκε τὰ φάρμακα, ἀκολάστων ὄντων καὶ τὰς ἰδίας ἐπιθυμίας πληρούντων τῶν καμνόντων, ὡσεὶ καὶ ἐκεῖνος ἔλεγεν: <Οὐκ ὠφέλησα, οὐδὲ ὠφέλησέ με οὐδείς.> Τάχα ἀντιπάθειά ἐστι διὰ τὴν φιλανθρωπίαν τοῦ ὠφεληθέντος πρὸς τὸν ὠφελήσαντα, ὥστε γενέσθαι εἰς τὸ ὠφεληθῆναι καὶ τὸν λέγοντα (*hom. in Jer.* 14,1-3 [150-152 SCHADEL]).

[59] Seneca, *De constantia* 13,2 (1,74-77 ROSENBACH).
[60] καὶ φαμεν ὅτι οὐκ ἔστιν εἰκός, ὥσπερ ἐπὶ τῶν ,ἐν᾽ τοῖς σώμασι νοσημάτων καὶ τραυμάτων τινὰ τῶν συμβαινόντων ἰσχυρότερα εἶναι πάσης ἰατρικῆς τέχνης, οὕτως ἐπὶ τῶν ψυχῶν εἶναί τι τῶν ἀπὸ κακίας ἀδύναντον ὑπὸ τοῦ ἐπὶ πᾶσι λογικοῦ καὶ θεοῦ θεραπευθῆναι. Πάντων γὰρ τῶν ἐν ψυχῇ κακῶν δυνατώτερος ὢν ὁ λόγος καί ἡ ἐν αὐτῷ θεραπεία προσάγει κατὰ βούλησιν θεοῦ ἑκάστῳ αὐτήν, καὶ τὸ τέλος τῶν πραγμάτων ἀναιρεθῆναί ἐστι τὴν κακίαν (*Cels.* 8,72).

Auch Philo betont immer wieder, daß Gott zur Heilung der Seele von den Leidenschaften dem Menschen die Vernunft schenkte[61] und Gott der einzige Arzt ist, der die Krankheiten der Seele heilen kann.[62]
Die medizinalen Vergleiche in den Schriften des Origenes kulminieren in der Feststellung, daß Gott in seinem Logos alles für die Sünden der Menschen zur Rettung und Erlösung auf sich genommen hat.

„Wenn aber der, welcher vielen Kranken körperliche Gesundheit oder Besserung verschafft, dies nur nach Gottes Willen tut, um wieviel mehr wird dies bei dem der Fall sein, der die Seelen vieler geheilt und bekehrt und gebessert und von dem über allen waltenden Gott abhängig gemacht und angeleitet hat, jede Handlung nach Gottes Wohlgefallen einzurichten und alles bis zu dem geringsten Wort oder der geringsten Handlung oder dem geringsten Gedanken zu meiden, was ihm mißfällt!"[63]

4. Χριστὸς ἰατρός – Christus der Arzt

Der Titel ἰατρὸς – „Arzt" wird nicht direkt für Jesus im Neuen Testament gebraucht, doch die vielen Krankenheilungserzählungen der vier Evangelien legen nahe, sein Handeln als ein medizinisches Tun zu verstehen. Daß Jesus Heilungswunder gewirkt hat, gilt historisch als sicher.[64] Zudem faßt er seine Sendung zu den Menschen zusammen in einem bildlichen Vergleich:

„Nicht die Kräftigen / Gesunden brauchen den Arzt, sondern die Kranken ... Denn ich bin gekommen, um Sünder (zur Umkehr) zu rufen, nicht die Gerechten" (Mt 9,12f.; Mk 2,17; Lk 5,31f.).[65]

So wie im Alten Testament liegen auch den Heilungserzählungen des Neuen Testamentes theologische Konzeptionen zugrunde, die von einem ganzheitlichen

---

[61] Vgl. Philo, *Legum Allegor.* 3,215f. [76] (154f. COHN/HEINEMANN) und *De migratione Abrahami* 124 [22] (184f. COHN/HEINEMANN).
[62] Vgl. Philo, *De sacrificiis Abelis* 70f. [19] (243 COHN/HEINEMANN).
[63] Εἰ δὲ ὁ πολλῶν σώματα θεραπεύσας ἢ ἐπὶ τὸ βέλτιον προαγαγὼν οὐκ ἀθεεὶ θεραπεύει, πόσῳ πλέον ὁ πολλῶν ψυχὰς θεραπεύσας καὶ ἐπιστρέψας καὶ βελτιώσας, καὶ ἀναρτήσας αὐτὰς θεοῦ τοῦ ἐπὶ πᾶσι καὶ διδάξας πᾶσαν πρᾶξιν ἀναφέρειν ἐπὶ τὴν ἐκείνου ἀρέσκειαν καὶ πάντ' ἐκκλίνειν, ὅσ' ἀπάρεστά εἰσι θεῷ, μέχρι τοῦ ἐλαχίστου τῶν λεγομένων ἢ πραττομένων ἢ καὶ εἰς ἐνθύμησιν ἐρχομένων; (*Cels.* 1,9).
[64] Vgl. KNUR, *Christus medicus?* 71; FLAMMER, *Jesus der Arzt* 1; IMBACH, *Wunder* 54f.
[65] οὐ χρείαν ἔχουσιν οἱ ἰσχύοντες ἰατροῦ ἀλλ' οἱ κακῶς ἔχοντες ... οὐ γὰρ ἦλθον καλέσαι δικαίους ἀλλὰ ἁμαρτωλούς. (Mt 9,12f.; Mk 2,17). Bei Lk 5,31f. heißt es statt: ἰσχύοντες ὑγιαίνοντες und am Ende ergänzt er: εἰς μετάνοιαν. Lukas benutzt hier den medizinaleren Terminus. Origenes zitiert häufiger die lukanische Version, verwendet aber auch die matthäische, so z.B. in *Hom in Ier.* 17,5.

Menschenbild ausgehen.⁶⁶ Der Mensch ist in seiner leiblichen und geistigen Existenz auf Gott angewiesen, so daß wirkliche Heilung von einer Krankheit nur von ihm und durch Jesus geschehen kann. Das oben zitierte Bildwort unterstreicht die theologische Konzeption, daß Jesus zum Heil des ganzen Menschen gekommen ist. Origenes greift das umfassende Heilsverständnis Jesu auf. Er bezeichnet den von Gott gesandten Logos / Christus als Arzt.⁶⁷ Dies geschieht einmal im Zusammenhang der Auslegung neutestamentlicher Heilungsgeschichten, aber oft auch in Erläuterungen des oben zitierten Arzt-Vergleiches Jesu. Das Motiv „Christus, der Arzt" findet Verwendung vor allem im Zusammenhang mit der Darlegung der Menschwerdung und Menschenfreundlichkeit Gottes.⁶⁸

Origenes versteht den Titel ‚Arzt' als einen Titel, den Christus aufgrund der Sünde Adams angenommen hat und den er nur im Hinblick auf andere (Menschen) besitzt:⁶⁹

„Gesandt wurde nun Gott, das Wort, insofern er Arzt war, für die Sünder, insofern er aber Lehrer göttlicher Geheimnisse war, für die, welche bereits rein sind und nicht mehr sündigten. Celsus aber kann dies nicht auseinanderhalten, weil er gar nicht tiefer in die Sache eindringen wollte, und fährt deshalb fort: Warum aber wurde er nicht zu den Sündlosen gesandt? Ist es denn etwas Böses, keine Sünde begangen zu haben? Wir antworten: meint er unter ‚den Sündlosen' solche, die nicht mehr sündigen, so wurde Jesus, unser Heiland, auch für diese gesandt, aber nicht als Arzt. Versteht er aber unter ‚den Sündlosen' solche, die niemals gesündigt haben – denn das hat er in seinem Ausdruck nicht scharf bestimmt –, dann sagen wir: Einen Menschen, der in diesem Sinne ‚sündlos' wäre, kann es nicht geben."⁷⁰

Christus wurde als Arzt zur Heilung von der Sünde gesandt. Zur Heilung führt der echte Glaube, so schreibt Origenes:

„Wenn wir aber genau betrachten, was echtes Glauben ist, dem Wort zufolge: ‚Jeder, der glaubt, daß Jesus der Christus ist, der ist aus Gott geboren' [1 Joh 5,1], und wenn

---

⁶⁶ Vgl. KOSTKA, Mensch in Krankheit 213.
⁶⁷ HARNACK, Mission 137 Anm. 6, stellte fest, daß von den frühchristlichen Theologen Origenes „am häufigsten und eingehendsten Jesus als den Arzt geschildert hat."
⁶⁸ FERNANDEZ, Cristo médico 254, sieht darin einen Hauptakzent des Christus-medicus-Motivs bei Origenes.
⁶⁹ Vgl. GRILLMEIER, Jesus der Christus 271.
⁷⁰ Ἐπέμφθη οὖν θεὸς λόγος καθὸ μὲν ἰατρὸς τοῖς ἁμαρτωλοῖς, καθὸ δὲ διδάσκαλος θείων μυστηρίων τοῖς ἤδη καθαροῖς καὶ μηκέτι ἁμαρτάνουσιν. Ὁ δὲ Κέλσος ταῦτα μὴ δυνηθεὶς διακρῖναι – οὐ γὰρ ἠβουλήθη φιλομαθῆσαι – φησί· «Τί δὲ τοῖς ἀναμαρτήτοις οὐκ ἐπέμφθη; Τί κακόν ἐστι τὸ μὴ ἡμαρτηκέναι;» Καὶ πρὸς τοῦτό φαμεν ὅτι, εἰ μὲν ἀναμαρτήτους λέγει τοὺς μηκέτι ἁμαρτάνοντας, ἐπέμφθη καὶ τούτοις ὁ σωτὴρ ἡμῶν Ἰησοῦς, ἀλλ' οὐχ ὡς ἰατρός – εἰ δ' ἀναμαρτήτοις τοῖς μηδεπώποτε ἡμαρτηκόσιν – οὐ γὰρ διεστείλατο ἐν τῇ ἑαυτοῦ λέξει –, ἐροῦμεν ὅτι ἀδύνατον εἶναι οὕτως ἄνθρωπον ἀναμάρτητον (Cels. 3,62).

wir wahrnehmen, wie weit wir von solchem Glauben entfernt sind, dann werden wir die Frage beantworten, indem wir den Arzt unserer seelischen Augen inständig bitten, Er möge mit seiner Weisheit und Menschenliebe alles tun, um unsere Augen zu enthüllen, die noch zugedeckt sind von der Schande ihrer Bosheit – es heißt doch: ‚Unsere Schande bedeckt uns' [Jer 3,25]. Er wird uns erhören, wenn wir die Schuld bekennen, die der Grund ist dafür, daß wir noch nicht glauben. Er wird uns helfen wie solchen, die krank sind und des Arztes bedürfen. Er wird mitwirken, daß wir die Gnade des Glaubens annehmen."[71]

Jesus mußte als Arzt kommen, weil die Heilung aus der Krankheit der Sünde von keinem anderen Arzt vorgenommen werden konnte.[72]

Im Zusammenhang seiner Auslegung der Weihnachtsgeschichte nach Lukas schreibt Origenes über die Bedeutung der himmlischen Heere beim Gesang über den Fluren von Betlehem:

„So ist das auch mit den Engeln zu verstehen: Sie hatten die Absicht, den Menschen zu helfen und sie von ihren Krankheiten zu heilen. Denn sie ‚alle sind Gehilfen des Geistes, die um derentwillen in den Dienst geschickt sind, die ihr Heil erlangen sollen' (Hebr 1,14), und soweit es in ihren Kräften stand, halfen sie auch den Menschen. Aber sie mußten einsehen, daß ihre Heilmittel viel zu schwach waren, als daß sie zur Heilung der Menschen genügt hätten. Was ich meine, kannst du dir an einem weiteren Beispiel verdeutlichen. Da ist eine Stadt, in der viele Menschen krank und zahlreiche Ärzte tätig sind. Es sind da Wunden verschiedenster Art, und täglich dringt der Wundbrand tiefer in das absterbende Fleisch ein. Aber die Ärzte, die zur Pflege herbeigeholt wurden, vermögen keine weiteren Heilmittel mehr aufzutreiben und durch ihre Kunst und ihr Wissen die Größe des Übels zu verringern. In dieser Lage kommt ein Oberarzt, der höchste Fachkenntnis besitzt. Wenn nun die erstgenannten Ärzte, die keinen Erfolg bei der Heilung hatten, sehen, wie unter der Hand des Meisters die Fäulnis zurückgeht, dann empfinden sie keinen Neid und werden nicht von Mißgunst gequält, sondern haben nur höchstes Lob für den Oberarzt und preisen Gott, der ihnen und den Kranken einen Menschen mit solchen Kenntnissen geschickt hat."[73]

---

[71] Κατανοοῦντες δὲ τί τὸ κυρίως πιστεύειν καθ' ὃ «Πᾶς ὁ πιστεύων ὅτι Ἰησοῦς ὁ Χριστός ἐστιν, ἐκ τοῦ θεοῦ γεγέννηται», καὶ αἰσθανόμενοι ὅσῳ τοῦ οὕτως πιστεύειν ἀπολειπόμεθα, ταῦτα ἀποκρινώμεθα, παρακαλοῦντες τὸν τῶν τῆς ψυχῆς ὄψεων ἰατρὸν τῇ ἑαυτοῦ σοφίᾳ καὶ φιλανθρωπίᾳ πάντα ποιῆσαι τὰ ὑπὲρ τοῦ ἀποκαλυφθῆναι τοὺς ὀφθαλμοὺς ἡμῶν, ἔτι κεκαλυμμένους ὑπὸ τῆς διὰ τὴν κακίαν ἀτιμίας ἡμῶν, κατὰ τὸ εἰρημένον που «Ἐπεκάλυψεν ἡμᾶς ἡ ἀτιμία ἡμῶν» ἐπακούσεται γὰρ ἡμῶν ὁμολογούντων τὰ αἴτια τοῦ μηδέπω ἡμᾶς πιστεύειν, καὶ ὡς κακῶς ἔχουσιν καὶ χρῄζουσιν ἰατροῦ βοηθῶν συνεργήσει πρὸς τὸ χωρῆσαι ἡμᾶς τὸ εἰς τὸ πιστεύειν χάρισμα. (comm. in Joh. 20,32 [323 GÖGLER]).
[72] Vgl. DUMEIGE, Le Christ médecin 132.
[73] *Sic intellege, quoniam et angeli volebant quidem hominibus praebere auxilium et eis ab aegrotationibus suis tribuere sanitatem, quia „omnes sunt apparitores spiritus, in ministerium missi propter eos, qui consecuturi sunt salutem", et, quantum in suis erat viribus, homines adiuvabant; videbant autem multo inferiorem suam esse medicinam, quam illo-*

Daß die Engel als Ärzte fungieren können, diesen Gedanken nennt Philo.[74] Den Titel „Oberarzt / Erzarzt"[75] für Christus verwendet Origenes auch noch an anderer Stelle. Gott schickte die Propheten als Ärzte, um sein Volk zur Umkehr zu rufen:

> „Er war stets langmütig und schickte heilkundige Männer so lange, bis der Erzarzt kam, der Prophet, der vor den Propheten ausgezeichnet ist, der Arzt, der vor den Ärzten ausgezeichnet ist."[76]

Ähnlich heißt es in den Homilien zum Samuel-Buch:

> „Was ist da ungewöhnlich, daß sich die Ärzte zu den Kranken hinabbegeben, und was ist da ungewöhnlich, daß der Oberarzt sich ebenfalls zu den Kranken hinabbegibt? Die Propheten waren von der Art zahlreicher Ärzte, und mein Herr und Heiland ist der Oberarzt. Denn die innere Begierde, die nicht von anderen geheilt werden kann, er heilt sie. Sie, ‚die nicht geheilt werden konnten durch irgendeinen der Ärzte', Jesus Christus hat sie geheilt: ‚Habe keine Angst', fürchte dich nicht."[77]

Die Bezeichnung „Oberarzt" für Christus ergibt sich aus der Konsequenz, daß Origenes in Abstufung zu ihm sowohl die Engel als Ärzte bezeichnet, die zur Gesundung der Menschen gesandt sind, als auch die Propheten, die zur Heilung des Volkes Israel geschickt wurden.

---

rum cura poscebat. Porro ut de exemplo possis intellegere, quod dicimus, vide mihi urbem, in qua aegrotent plurimi et medicorum frequens adhibeatur manus; sint diversa vulnera et cotidie in emortuam carnem serpens putredo penetret, et tamen medici, qui adhibiti sunt ad curandum, nequeant alia ultra invenire medicamina et artis suae scientia magnitudinem mali vincere: cum haec in tali statu sint, veniat aliquis archiater, qui habeat summam in arte notitiam, et illi, qui prius sanare nequiverant, cernentes magistri manu putredines cessare vulnerum non invideant, non livore crucientur, sed in laudes erumpant archiatri et praedicent Deum, qui et sibi et aegrotantibus tantae scientiae hominem miserit (hom. in Lc. 13,2 [154-157 SIEBEN]).

[74] Vgl. Philo, *Legum Allegor.* 3,178 [62] (142 COHN/HEINEMANN).
[75] ἀρχίατρος.
[76] ... ἐμακροθύμησεν ἀεὶ πέμπων τοὺς θεραπεύοντας, μέχρις οὗ ἔλθῃ ὁ ἀρχίατρος, ὁ διαφέρων προφητῶν προφήτης, ὁ διαφέρων ἰατρῶν ἰατρός (*hom. in Ier.* 18,5 [196 SCHADEL]).
[77] Τί ἄτοπόν ἐστι τοὺς ἰατροὺς καταβαίνειν πρὸς κακῶς ἔχοντας, τί δὲ ἄτοπόν ἐστιν ἵνα καὶ ὁ ἀρχίατρος καταβῇ πρὸς τοὺς κακῶς ἔχοντας; Ἐκεῖνοι ἰατροὶ μὲν ἦσαν πολλοί, ὁ δὲ κύριός μου καὶ σωτὴρ ἀρχίατρός ἐστι καὶ γὰρ τὴν ἔνδον ἐπιθυμίαν, ἣ οὐ δύναται ὑπὸ ἄλλων θεραπευθῆναι, αὐτὸς θεραπεύει, ἥτις ‹οὐκ ἴσχυσε ὑπ' οὐδενὸς θεραπευθῆναι› τῶν ἰατρῶν, Χριστὸς Ἰησοῦς αὐτὴν θεραπεύει ‹Μὴ φοβοῦ›, μὴ θαμβοῦ (*hom. in Sam.* 5,6).

Im Zusammenhang mit seiner Auslegung der Perikope von der blutflüssigen Frau, der kein Arzt helfen konnte (Lk 8,41-56) legt Origenes dar:

„In der Tat machten sich viele Ärzte anheischig, die Menschen aus den Heidenvölkern zu heilen. Nimm zum Beispiel die Philosophen, die sich berufsmäßig mit der Wahrheit befassen; sie sind Ärzte, die zu heilen versuchen. Aber diese Frau konnte, obwohl sie ihren ganzen Besitz drangegeben hatte, ‚von keinem der Ärzte geheilt werden'. Kaum aber hatte sie den Gewandsaum Jesu, des alleinigen Seelen- und Leibarztes, berührt, da wurde sie sofort auf Grund der Feuersglut ihres Glaubens geheilt."[78]

An diesem Zitat wird deutlich, daß Origenes apologetisch gegenüber außerchristlicher Philosophie die Überlegenheit der Person Jesu als Heiland und Arzt deutlich macht.

Daß Gott sich in die Niederungen, Krankheiten und die Leidensfähigkeit des ‚Menschseins' hinabbegeben hat, indem er in Jesus Mensch wurde, war für die Vorstellung der griechisch-römisch geprägten Welt äußerst schwierig nachzuvollziehen. Origenes erklärt die Notwendigkeit und die Möglichkeit der Menschwerdung Gottes mit einem Arzt-Vergleich:

„Oder wäre es an der Zeit, zu sagen, daß auch der Arzt, wenn er schreckliche Dinge sieht und sich mit widrigen Sachen befassen muß, um die die Kranken zu heilen, ‚vom Guten zum Schlechten oder vom Schönen zum Häßlichen oder vom Glück zum Unglück' käme. Freilich entgeht der Arzt, wenn er die schrecklichen Dinge sieht und sich mit den widrigen Sachen befassen muß, keineswegs der Gefahr, in dieselben (Krankheiten) verfallen zu können. Derjenige aber, der ‚die Wunden' unserer Seelen durch das in ihm wohnende Wort Gottes heilt, war selbst unempfänglich für alle Sünde."[79]

Origenes fährt in diesem Kapitel fort darzulegen, daß das menschgewordene Wort Gottes (Logos) von den Leiden, die den menschlichen Leib und die Seele treffen können, nicht befallen wird. Hier wird das Arzt-Motiv verwendet, um eine christologische Aussage zu treffen.

---

[78] πολλοὶ γὰρ ἰατροὶ τοὺς ἀπὸ τῶν ἐθνῶν ὑπέσχοντο θεραπεῦσαι.'Εαν ἴδῃς τοὺς φιλοσοφοῦντας ἐπαγγελλομένους ἀλήθειαν, ἰατροί εἰσι θεραπεῦσαι πειρώμενοι. 'Αλλ' αὕτη δαπανήσασα τὰ παρ' ἑαυτῆς πάντα ‹οὐκ ἴσχυσεν ὑπ' οὐδενος› τῶν ἰατρῶν ‹θεραπευθῆναι› ἁψαμένη δὲ τοῦ κρασπέδου Ἰησοῦ τοῦ μόνου ψυχῶν καὶ σωμάτων ἰατροῦ διὰ τῆς ἐμπύρου καὶ θερμῆς πίστεως ἰάθη παραχρῆμα *(hom. in Lc. frg.* 63 [448f. Sieben]).
[79] Ἡ ὥρα λέγειν καὶ τὸν ἰατρὸν ὁρῶντα δεινὰ καὶ θιγγάνοντα ἀηδῶν, ἵνα τοὺς κάμνοντας ἰασηται, ἐξ ἀγαθοῦ εἰς κακὸν ἢ ἐκ καλοῦ εἰς αἰσχρὸν ἢ ἐξ εὐδαιμονίας εἰς κακοδαιμονίαν ἔρχεσθαι. καίτοι γε ὁ ἰατρὸς ὁρῶν τὰ δεινὰ καὶ θιγγάνων τῶν ἀηδῶν οὐ πάντως ἐκφεύγει τὸ τοῖς αὐτοῖς δύνασθαι περιπεσεῖν. ὁ δὲ ‹τὰ τραύματα› τῶν ψυχῶν ἡμῶν θεραπεύων διὰ τοῦ ἐν αὐτῷ λόγου θεοῦ αὐτὸς πάσης κακίας ἀπαράδεκτος ἦν *(Cels.* 4,15).

Nach Origenes besitzt Jesus für die Menschen ein „Heilmittel für ihre Seelen".[80] Der Terminus „Seelenarzt" findet sich bei Origenes immer wieder, so schreibt er:

„Wie nämlich die Ärzte in die Heilmittel bittere Stoffe im Blick auf die Heilung und zur Heilung der Kranken hineintun, so wollte auch der Arzt unserer Seelen im Hinblick auf die Heilung und die Gesundheit der Kranken, daß das Ende dieser Bitterkeit für unsere Seele die Süße des Heils erwirbt."[81]

Ebenso:

„Der Arzt der Seele ist der Logos (das Wort) Gottes. Er gebraucht verschiedene sehr zweckmäßige Heilmittel, die besonders den Krankheiten entsprechen und auf verschiedene Art und Weise mehr oder weniger Ermüdung oder Schmerz bei den Patienten verursachen."[82]

In seinem Werk *De principiis*[83] führt er aus, von welchen Affekten und Leidenschaften der „Seelenarzt" heilt: *flammae amoris* (Flammen der Liebe), *zeli et livoris ignis* (Feuer des Neides und der Mißgunst), *ira* (Zorn), *insania* (Maßlosigkeit), *tristitia* (Trauer), *furor* (Raserei), *maeror* (tiefer Betrübnis). Die Seele muß zur gottgewollten Harmonie zurückfinden. Sie muß sich einer prüfenden Behandlung durch Feuer unterziehen.

„So brauchen wir für die Gesundheit des Körpers gegen die Schäden, die wir durch Nahrung und Trank angesammelt haben, gelegentlich eine Behandlung mit einem besonders bitteren und scharfen Mittel; und manchmal, wenn die Art des Schadens es erfordert, ist die Härte des Eisens, die Bitterkeit des Schneidens nötig; und wenn die

---

[80] ψυχῶν ἰατρικήν (*Cels.* 1,63).
[81] *Sicut enim medici amaritudines quasdam medicamentis inserunt salutis prospectu et sanitatis languentium, ita et salutis prospectu medicus animarum nostrarum amaritudines nos vitae huius voluit pati in diversis tentationibus, sciens quia finis huius amaritudinis animae nostrae dulcedinem salutis aequirat:* (hom. in Num. 27,10). Der Christus-Titel „Arzt für die Seelen" ist schon vor Origenes in Gebrauch (vgl. Clemens, Paid. 1,3,1-3). Philo nennt den Philosophen ‚Seelenarzt' [*De praemiis et poenis* 21 [3] 388 COHN/HEINEMANN; *De Decalogo* 150 [28] 403f. COHN/HEINEMANN].
[82] Ἰατρός ἐστιν ψυχῆς ὁ λόγος τοῦ θεοῦ, ὁδοῖς θεραπείας χρώμενος ποικιλωτάταις καὶ ἁρμοδίαις πρὸς τοὺς κακῶς ἔχοντας καὶ ἐπικαιριωτάταις. Τῶν δὲ τῆς θεραπείας ὁδῶν, αἱ μὲν εἰσιν ἐπὶ πλεῖον, αἱ δὲ ἐπ' ἔλαττον πόνους καὶ βασάνους ἐμποιοῦσαι τοῖς εἰς ἴασιν ἀγομένοις (*comm. in Ex.* [PG 12,269]).
[83] *Princ.* 2,10,5f. (432-435 GÖRGEMANNS/KARP) Diese Auflistung entstammt der philosophischen Tradition. So listet auch Philo, *Legum Allegor.* 3,124-137 [44f.] (125-129 COHN/HEINEMANN) Affekte und Leidenschaften auf. Seneca, *De ira* (1,96-311 ROSENBACH) widmet eine ganze Schrift dieser Leidenschaft und beschreibt, wie man davon geheilt werden kann.

Art der Krankheit noch schlimmer ist, muß am Ende gar das Feuer den Schaden ausbrennen, den man sich zugezogen hat. Noch viel eher ist da bei unserem göttlichen Arzt anzunehmen, daß er, um die Schäden unserer Seele zu beseitigen, die sie aus allen möglichen Sünden und Schandtaten angesammelt hat, dergleichen schmerzhafte Behandlungsweisen anwendet, und am Ende auch die Feuerstrafe verhängt über die, die die Gesundheit der Seele verloren haben."[84]

Als Seelenarzt ist Jesus allen Philosophen überlegen. Nach Origenes ist er allein der „wahre Arzt", der wahrhaft und gänzlich von den Leidenschaften der Seele heilen kann, da er Heiler von der Sünde ist.

Den Zusammenhang von Glaube, Wunder und Heilung erläutert Origenes biblisch. Der Glaube ist die Voraussetzung des Wunders. Heilung wird nur dem Glaubenden geschenkt:

„Ebenso verheißt das Wort Gottes, von denen, die sich zu ihm begeben, die Schlechtigkeit – die als ‚steinernes Herz' bezeichnet wird – wegzunehmen, nicht ohne daß jene es wollen, sondern nachdem sie sich (ihm als) dem Arzt der Kranken anvertraut haben. So findet man in den Evangelien, daß die Kranken zu dem Erlöser kommen, ihn um Heilung bitten und dann auch geheilt werden. Und daß zum Beispiel ‚die Blinden wieder sehen', ist das Werk der Kranken, sofern sie (darum) baten im Glauben, daß sie geheilt werden könnten; und das Werk unseres Erlösers, sofern das Augenlicht wiederhergestellt wird. So also verheißt das Wort Gottes, Wissen in die zu bringen, die zu ihm kommen, indem es das steinerne, harte Herz, das heißt die Schlechtigkeit, aus ihnen wegnimmt, damit man in den göttlichen Geboten wandle und die göttlichen Anweisungen halte."[85]

---

[84] *Si enim ad corporis sanitatem pro his vitiis, quae per escam potumque collegimus, necessariam habemus interdum austerioris ac mordacioris medicamenti curam, nonnumquam vero, si id vitii qualitas depoposcerit, rigore ferri et sectionis asperitate indigemus, quodsi et haec supergressus fuerit morbi modus, ad ultimum conceptum vitium etiam ignis exurit: quanto magis intellegendum est medicum nostrum deum volentem diluere vitia animarum nostrarum, quae ex peccatorum et scelerum diversitate collegerant, uti huiuscemodi poenalibus curis, insuper etiam ignis inferre supplicium his, qui sanitatem animae perdiderunt?* (*princ.* 2,10,6 [432f. GÖRGEMANNS/KARP]).
[85] οὕτως ὁ θεῖος λόγος ἐπαγγέλλεται τῶν προσιόντων τὴν κακίαν ἐξαιρεῖν, ἣν ὠνόμασε 'λιθίνην καρδίαν', οὐχὶ ἐκείνων οὐ βουλομένων, ἀλλ' ἑαυτοὺς τῷ ἰατρῷ τῶν καμνόντων παρεσχηκότων. Ὥσπερ ἐν τοῖς εὐαγγελίοις εὑρίσκονται οἱ κάμνοντες προσερχόμενοι τῷ σωτῆρι καὶ ἀξιοῦντες ἰάσεως τυχεῖν καὶ θεραπευόμενοι. καὶ ἔστι φέρ' εἰπεῖν τὸ 'τοὺς τυφλοὺς ἀναβλέψαι' ἔργον κατὰ μὲν τὸ ἠξιωκέναι πιστεύσαντας δύνασθαι θεραπεύεσθαι τῶν πεπονθότων, κατὰ δὲ τὴν ἀποκατάστασιν τῆς ὁράσεως τοῦ σωτῆρος ἡμῶν. οὕτως οὖν ἐπαγγέλλεται ὁ λόγος τοῦ θεοῦ ἐμποιήσειν ἐπιστήμην τοῖς προσιοῦσιν, 'ἐξελὼν τὴν λιθίνην' καὶ σκληρὰν 'καρδίαν', ὅπερ ἐστὶ τὴν κακίαν, ὑπὲρ τοῦ τινα 'πορεύεσθαι' ἐν ταῖς θείαις ἐντολαῖς καὶ 'φυλάσσειν' τὰ θεῖα 'προστάγματα' (*princ.* 3,1,15; 516f. GÖRGEMANNS/KARP).

Im Zusammenhang mit dem Titel „Christus, der Arzt" zitiert Origenes auch häufiger Mt 9,12 (par. Lk 5,31): „Nicht die Gesunden brauchen den Arzt, sondern die Kranken." Dies ist insofern verständlich, da Origenes aufgrund seines Schriftverständnisses alle Aussagen, die er von Gott bzw. Christus macht, entweder der Heiligen Schrift entnimmt oder durch Schriftzitate stützt.[86] So legt er dar, daß jede Seele sich nicht nur von der Lasterhaftigkeit zur Tugend hinwenden kann, sondern auch immer wieder in die Lasterhaftigkeit zurückfallen kann, und er fährt fort:

„Wenn das so ist, wird man da, wo die Krankheit herrscht, folgerichtig nach einem Arzt verlangen, denn, wie der Erlöser selbst sagt, ‚brauchen die Kranken den Arzt' (Mt 9,12)."[87]

In den Jeremia-Homilien greift er ebenso das Schriftwort Mt 9,12f. auf:

„Einzig dem Arzt, der wegen der Kranken gekommen ist und der sagt: ‚Nicht die Gesunden brauchen den Arzt, sondern die Kranken' (Mt 9,12f.), ist es möglich, mit Zuversicht zu sagen, daß jeder, der es will, von der Krankheit der Seele geheilt werde: ‚Heile mich, Herr, und ich werde geheilt werden.' Wenn aber jemand anders als dieser die Heilkunst der Seele in Aussicht stellt, dürftest du zu jenem in Wahrheit wohl nicht sagen können: ‚Heile mich, Herr, und ich werde geheilt werden.' Denn jene Frau, die an Blutfluß litt (Mt 9,20), gab bei den Ärzten ihr ganzes Vermögen aus (vgl. Mk 5,26) und konnte von keinem von ihnen geheilt werden (Lk 8,43). Zu keinem von diesen freilich konnte man vernünftigerweise sagen: ‚Heile mich, Herr, und ich werde geheilt werden', außer zu dem allein, bei dem es genügt, den Saum des Gewandes zu berühren (vgl. Mt 9,20; Lk 8,44). Ich sage also zu diesem: ‚Heile mich, Herr, und ich werde geheilt werden.' Wenn du nämlich heilst, wird am Ende der Heilung die Genesung nachfolgen, so daß ich gerettet bin. Wie viele andere aber werden Rettungsmaßnahmen einleiten, ohne daß ich gerettet sein werde. Denn die einzige und wahrhafte Rettung tritt dann ein, wenn Christus rettet."[88]

---

[86] Vgl. VOGT, Gott als Arzt und Erzieher 72f. Ähnlich auch LIES, Origenes',Peri archon' 13: „Die Heilige Schrift ist ihm eine unabweisbare Vorgegebenheit und zugleich Norm und Hilfe beim auslegenden Verständnis des christlichen Glaubens."

[87] *Quod si est, consequens videbitur requirere medicum, ubi languor est, quia secundum salvatoris ipsius vocem ‚opus est medico his, qui male habent.'* (comm. in Rom. 5,10 [182f. HEITHER]).

[88] Μόνῳ τῷ ἐληλυθότι διὰ τοὺς κακῶς ἔχοντας ἰατρῷ καὶ λέγοντι· «οὐ χρείαν ἔχουσιν οἱ ἰσχύοντες ἰατροῦ ἀλλ᾽ οἱ κακῶς ἔχοντες» ἔστιν εἰπεῖν τεθαρρηκότως πάντα τὸν βουλόμενον θεραπευθῆναι ἀπὸ τοῦ νοσεῖν τὴν ψυχὴν αὐτοῦ «Ἴασαί με, κύριε, καὶ ἰαθήσομαι» εἰ δὲ τις ἄλλος παρὰ τοῦτον ἐπαγγέλλεται τὴν τῶν ψυχῶν ἰατρικήν, οὐκ ἂν λέγοις ἐκείνῳ ἀληθεύων «Ἴασαί με, κύριε, καὶ ἰαθήσομαι». Καὶ γὰρ ἐκείνη ἡ «αἱμορροοῦσα» ἐδαπάνησε «τὰ παρ᾽ αὐτῆς πάντα» εἰς τοὺς ἰατρούς, καὶ «οὐκ ἴσχυσεν ὑπ᾽ οὐδενὸς αὐτῶν θεραπευθῆναι» πρὸς οὐδένα γὰρ ἐκείνων εὔλογον ἦν εἰπεῖν «Ἴασαί με, κύριε, καὶ ἰαθήσομαι», ἢ πρὸς μόνον, οὗ ἀρκεῖ ἅψασθαι «τοῦ κρασπέδου τοῦ ἱματίου». Λέγω οὖν πρὸς τοῦτον «Ἴασαί με, κύριε, καὶ

In der Auseinandersetzung mit dem Heiden Celsus begründet er die Menschwerdung Gottes mit dem Schriftzitat von Mt 9,12f., wenn er schreibt:

„Auch kam der Herr als Heiland zu uns, mehr als ein guter Arzt zu den mit Sünden Beladenen als zu den Gerechten."[89]

Ferner beschreibt er kurz vorher die christliche Religion als eine Heilungsreligion und benutzt auch in diesem Kontext das obige Schriftwort Jesu:

„Denn unsere göttliche Religion hat einerseits Mittel, welche ‚den Kranken' Heilung verschaffen, von denen der Heiland sagte: ‚Nicht die Starken bedürfen des Arztes, sondern die Kranken', und andere Mittel, welche den an Seele und Leib Reinen ‚die Offenbarung des Geheimnisses' geben, ‚das seit ewigen Zeiten verschwiegen war, jetzt aber offenbart worden ist durch die Schriften der Propheten' sowie ‚durch die Erscheinung unseres Herrn Jesus Christus', die sich allen Vollkommenen kundgibt und ihren Verstand erleuchtet, auf daß sie eine untrügliche Erkenntnis der Dinge erlangen."[90]

Auch in einer Homilie zum Buch Levitikus geht Origenes vom Schriftwort Mt 9,12f. aus, um das Heilshandeln Jesu mit Hilfe eines Arzt-Vergleiches zu beschreiben:

„Arzt wird in den göttlichen Schriften unser Herr Jesus Christus genannt – so werden wir auch durch die Aussage unseres Herrn selbst belehrt, wenn er in den Evangelien sagt: ‚Nicht die Gesunden brauchen den Arzt, sondern die Kranken. Denn ich bin nicht gekommen, Gerechte zu rufen, sondern Sünder zur Umkehr' (Lk 5,31f.). Jeder Arzt aber fertigt aus den Säften von Kräutern oder Bäumen, (oder) auch aus Metalladern oder aus natürlichen Bestandteilen von Tieren Arzneien an, die dem Körper nützen sollen. Aber wenn einer zufällig diese Kräuter sieht, bevor sie gemäß der Methode der Heilkunst zusammengesetzt werden, etwa auf Feldern oder in den Bergen, tritt er sie wie billiges Heu nieder und geht (achtlos) vorbei. Wenn er sie aber inner-

---

ἰαθήσομαι» ἐὰν γὰρ ἰάσῃ, τὸ τέλος ἐπακολουθήσει τῇ ἀπὸ σοῦ ἰάσει, ἡ θεραπεία, ὥστ᾽ ἄν με σωθῆναι." Ὅσοι δὲ ἂν σώσωσιν, οὐ σωθήσομαι μόνη δὲ ἡ ἀληθῶς σωτηρία, ἐὰν σώσῃ Χριστός, ἐπεὶ τότε «σωθήσομαι» *(hom. in Ier.* 17,5 [188 SCHADEL]).

[89] Καὶ ἦλθε σωτὴρ ὁ κύριος ἡμῖν μᾶλλον ὡς ἰατρὸς ἀγαθὸς τοῖς ἁμαρτιῶν μεστοῖς ἢ τοῖς δικαίοις *(Cels.* 2,67).

[90] Ἔστι γὰρ ἐν τῇ τοῦ λόγου θειότητι ἄλλα μὲν τὰ θεραπευτικὰ τῶν «κακῶς» ἐχόντων βοηθήματα, περὶ ὧν εἶπεν ὁ λόγος τό· «Οὐ χρείαν ἔχουσιν οἱ ἰσχύοντες ἰατροῦ ἀλλ᾽ οἱ κακῶς ἔχοντες», ἄλλα δὲ τὰ τοῖς καθαροῖς ψυχὴν καὶ σῶμα παραδεικνύντα «ἀποκάλυψιν μυστηρίου, χρόνοις αἰωνίοις σεσιγημένου φανερωθέντος δὲ νῦν διά τε γραφῶν προφητικῶν» καὶ «τῆς ἐπιφανείας τοῦ κυρίου ἡμῶν Ἰησοῦ Χριστοῦ», ἑκάστῳ τῶν τελείων ἐπιφαινομένης καὶ φωτιζούσης εἰς ἀψευδῆ γνῶσιν τῶν πραγμάτων τὸ ἡγεμονικόν *(Cels.* 3,61).

halb einer Schule der Medizin ordnungsgemäß aufgestellt sieht, mögen sie auch einen herben und strengen Geruch von sich geben, wird er dennoch vermuten, daß diese etwas Pflegendes oder ein Heilmittel enthalten, auch wenn er noch nicht erkannt hat, welche oder was für eine gesundheitliche oder heilende Kraft in ihnen steckt. Das haben wir von den Ärzten allgemein gesagt. Komm nun zu Jesus, dem himmlischen Arzt, tritt ein in diesen Ort der Heilung, seine Kirche, sieh dort eine Menge von Kranken liegen. Da kommt eine Frau, die aufgrund des Gebärens unrein geworden ist, da kommt ein Leprakranker, der abgesondert worden ist außerhalb des Lagers gemäß der Unreinheit der Lepra; sie begehren vom Arzt ein Heilmittel, wodurch sie geheilt, wie sie gereinigt werden. Und weil dieser Jesus, der Arzt ist, selbst auch das Wort Gottes ist, sammelt er Arzneien für seine Kranken nicht aus dem Saft der Kräuter, sondern aus der geheimnisvollen Bedeutung seiner Worte. Wenn einer sieht, daß diese Arzneien der Worte ziemlich ungeordnet über die Bücher wie über die Felder verstreut sind und er die Kraft der einzelnen Aussagen nicht kennt, wird er diese als wertlos, da sie keine Redegewandtheit aufweisen, übergehen. Wer aber einerseits gelernt hat, daß bei Christus das Heilmittel für die Seelen ist, der wird in der Tat erkennen, daß jeder aus diesen Büchern, die in der Kirche vorgelesen werden, die Macht der Worte entnehmen muß, wie von Äckern und Bergen heilbringende Kräuter, damit, wenn irgendeine Krankheit in der Seele liegt, sie geheilt wird durch die Kraft, die geschöpft wird nicht so sehr aus der Kraft des äußerlichen Laubes und der Rinde, als vielmehr aus der Kraft des inneren Saftes. Laßt uns also sehen, wie unterschiedliche und wie mannigfache Arzneien der Reinigung gegen die Unreinheit des Gebärens und die Ansteckung der Lepra diese gegenwärtige Lesung aufbringt."[91]

---

[91] *Medicum dici in Scripturis divinis Dominum nostrum Iesum Christum etiam ipsius Domini sententia perdocemur, sicut dicit in Evangeliis: „Non indigent sani medico, sed qui male habent. Non enim veni iustos vocare, sed peccatores in paenitentiam.' Omnis autem medicus ex herbarum sucis vel arborum vel etiam metallorum venis aut animantium naturis profutura corporibus medicamenta componit. Sed herbas istas si qui forte, antequam pro ratione artis componantur, adspiciat, si quidem in agris aut montibus, velut fenum vile conculcat et praeterit. Si vero eas intra medici scholam dispositas per ordinem viderit, licet odorem tristem forte et austerum reddant, tamen suspicabitur eas curae vel remedii aliquid continere, etiamsi nondum, quae vel qualis in eis sit sanitatis ac remedii virtus, agnoverit. Haec de communibus medicis diximus. Veni nunc ad Iesum caelestem medicum, intra ad hanc stationem medicinae eius Ecclesiam, vide ibi languentium iacere multitudinem. Venit mulier, quae ex partu immunda effecta est, venit leprosus, qui extra castra separatus est pro immunditia leprae, quaerunt a medico remedium, quomodo sanentur, quomodo mundentur; et quia Iesus hic, qui medicus est, ipse est et verbum Dei, aegris suis non herbarum sucis, sed verborum sacramentis medicamenta conquirit. Quae verborum medicamenta si qui incultius per libros tamquam per agros videat esse dispersa, ignorans singulorum dictorum virtutem ut vilia haec et nullum sermonis cultum habentia praeteribit. Qui vero parte ex aliqua didicerit animarum apud Christum esse medicinam, intelliget profecto ex his libris, qui in Ecclesia recitantur, tamquam ex agris et montibus salutares herbas adsumere unumquemque debere, sermonum dumtaxat vim; ut, si qui ille est in anima languor, non tam exterioris frondis et corticis, quam suci interioris hausta virtute sanetur. Videamus ergo adversum immunditiam partus et contagionem*

Die Kirche als Verwalterin des heilbringenden Gotteswortes ist für Origenes heute der Ort, wo Menschen Jesus, als den wahren Arzt für Seele und Leib durch sein dort verkündigtes Wort erfahren können.

5. Zusammenfassung

Insgesamt ist die medizinale Sprache bei Origenes geprägt von der philosophischen Tradition. Die häufigen Verweise auf Philosophen wie Platon, Seneca, Philo und Clemens machten deutlich, wie präsent deren medizinale Metaphern und das Analogiemodell „Arzt für den Körper, Arzt für die Seele" waren. Auffallend ist, daß Origenes medizinische Termini und den Arzt-Titel für Gott und Christus nie in systematischer Weise verwendet. Origenes benutzt die gängigen medizinalen Metaphern, wie er sie für seine Argumente braucht. Am deutlichsten wird dies an seinem Werk *Contra Celsum*, wo er bewußt, je nach Anfrage des Celsus, medizinale Vergleiche benutzt, da er sicher sein konnte, daß Celsus, aufgrund seiner Vorbildung, solche Vergleiche kannte. Origenes benutzt die in der Philosophie üblichen Vergleiche aus der Heilkunde aber nicht, um generell die Philosophie abzuwerten, sondern um Jesus als den einzigen Arzt für Seele und Leib hervorzuheben.[92]

In bezug auf Gott scheint bei Origenes das ‚Arzt-Bild' eine wichtige Argumentationshilfe zu sein, die Liebe und Güte Gottes zu verbinden mit der Härte und Strenge gegenüber den Bösen. Die auch heute wieder aktuelle Theodizee-Frage hat Origenes offenbar sehr beschäftigt. Er hätte in diesem Zusammenhang nicht so oft den Vergleich mit dem ärztlichen Tun benutzt, wäre er nicht überzeugt gewesen, daß er damit seine Zuhörer am ehesten davon überzeugen konnte, daß ‚Strafen' und ‚Gütig sein' in Gott zusammengedacht werden können, ebenso die Existenz des Bösen und die Wirkmächtigkeit Gottes.

Der Arzt-Titel für Christus wird in drei Weisen besonders entfaltet:

1. Die Funktion des Arztes Jesus Christus ist nur bedingt notwendig bis die Erlösung endgültig vollzogen ist. Eng verbunden ist der Titel „Arzt", bei Christus wie bei Gott, mit dem Begriff „Erzieher". Besserung und Heilung gehören für Origenes zusammen.[93]
2. Gegenüber den Engeln und Propheten, die als „Ärzte" bezeichnet werden, wird Christus als „Oberarzt/Erzarzt" eingeführt.

---

leprae praesens haec lectio quam diversa et quam varia purificationum medicamenta conficiat (*hom. in Lev.* 8,1).
[92] Vgl. FERNANDEZ, *Cristo médico* 242.
[93] Vgl. KOCH, *Pronoia und Paideusis* 77. 151ff.

3. Sehr oft wird Christus als der „Seelenarzt" bezeichnet, wobei Origenes seelische und körperliche Krankheit parallelisiert[94] und Christus als Arzt für Körper und Seele beschreibt.[95]

Hinter der Verwendung des „Arzt-Titels" für Gott und Christus steckt vor allem ein Menschenbild, das geprägt ist vom Gedanken der Sündhaftigkeit, Verlorenheit und Krankhaftigkeit. Der Mensch wird in seiner Existenz als Patient gesehen. Der Zustand ‚Krankheit', verursacht durch den Sündenfall, kann geheilt werden, so daß der Zustand des Paradieses vor dem Sündenfall wiederhergestellt wird. Gleichzeitig betont Origenes, daß Gott, Christus und Mensch je auf ihre Weise beim „Heilungsprozeß" mitwirken. Das sichert die origenische Lehre von der menschlichen Willensfreiheit, zugleich betont diese Argumentation, daß die Rettung des Menschen aus der Sünde nicht ohne Gottes Heilsplan möglich ist.[96]

Daß Origenes medizinische Kenntnisse ausbreitet und vielfach auf Metaphorik in der Philosophie zurückgreift, zeigt seine hohe wissenschaftliche Kenntnis dieser Fachgebiete, die allerdings beide für ihn ‚nur' dienende Funktion haben, vor allem gegenüber der Schrift.[97] Bei den platonischen und stoischen Philosophen bis einschließlich Philo ging es bei der verwendeten medizinalen Begrifflichkeit um die Heilung von den Leidenschaften der Seele, auch wenn beim hellenistisch geprägten Juden Philo die Allzuständigkeit Gottes für die Heilung von den Leidenschaften betont wird. Bei Origenes weisen alle medizinalen Vergleiche auf die Heilung durch Gott in Jesus Christus, seinem Logos, hin, der alle und alles heilen kann. Der christologisch-soteriologische Kontext des Arzt-Bildes tritt bei Origenes in großer Dichte auf.

Quellen:

ARISTOTELES:
– *Nikomachische Ethik* (hrsg. und übers. von O. GIGON), Zürich u.a. 2. Aufl. 1967.

BIBEL:
– *Einheitsübersetzung der Heiligen Schrift Altes und Neues Testament*, Stuttgart 1980.

---

[94] Vgl. LETTNER, *Bildersprache des Origenes* 74.
[95] Vgl. SCHWEIGER, *Medizinisches* 86.
[96] Vgl. FERNANDEZ, *Cristo médico* 281ff.
[97] Vgl. auch SCHWEIGER, *Medizinisches* 85f., und NEUSCHÄFER, *Origenes als Philologe* 163. 196-202.

- *Novum Testamentum Graece* (hrsg. von E. NESTLE / K. ALAND), Stuttgart 26. Aufl. 1979.
- *Septuaginta* (hrsg. von A. RAHLFS), Stuttgart 1935/1979.

CLEMENS ALEXANDRINUS:
- *Gesamtausgabe* (hrsg. O. STÄHLIN / L. FRÜCHTEL / U. TREU = GCS), Berlin 4. Aufl. 1985.

ORIGENES:
- *Commentarii in Joannem* (hrsg. von E. PREUSCHEN = GCS 4), Leipzig 1903, 3-480. Dt. Übersetzung von R. GÖGLER, *Origenes. Das Evangelium nach Johannes*, Zürich / Köln 1959.
- *Commentarii in Matthaeum* (hrsg. von E. KLOSTERMANN = GCS 10), Leipzig 1935, 1-704. Dt. Übersetzung von H.J. VOGT, *Origenes. Der Kommentar zum Evangelium nach Matthäus*, Bd. I-II (BGL 18. 30), Stuttgart 1983. 1990.
- *Commentariorum series in Matthaeum 1-145* (hrsg. von U. TREU [GCS 11²]), Leipzig 1976, 1-307. Dt. Übers. von H.J. VOGT, *Origenes. Der Kommentar zum Evangelium nach Matthäus*, Bd. III (BGL 38), Stuttgart 1993.
- *Commentarii in epistulam ad Romanos* (PG 14), 831-1292. Dt. Übersetzung von T. HEITHER (FC 2/1-6), Freiburg u.a. 1990-1999.
- *Contra Celsum* (hrsg. von P. KOETSCHAU [GCS 1. 2]), Leipzig 1899, 51-374 (Bd. 1) / 1-293 (Bd. 2).
- *De principiis* (hrsg. von P. KOETSCHAU = GCS 5), Leipzig 1913, 7-364. Dt. Übersetzung von H. GÖRGEMANNS / H. KARP, *Origenes. Vier Bücher von den Prinzipien*, Darmstadt 1976.
- *Homiliae in Exodum* (hrsg. von W.A. BAEHRENS = GCS 6), Leipzig 1920, 145-279.
- *Homiliae in Ezechielem* (hrsg. von W.A. BAEHRENS = GCS 8), Leipzig 1925, 319-454.
- *Homiliae in Jeremiam* (hrsg. von E. KLOSTERMANN = GCS 3), Leipzig 1901, 1-194. / W.A. BAEHRENS (GCS 8), Leipzig 1925, 290-317. Dt. Übersetzung von E. SCHADEL, *Origenes. Die griechisch erhaltenen Jeremiahomilien* (BGL 10), Stuttgart 1980.
- *Homiliae in Leviticum* (hrsg. von W.A. BAEHRENS = GCS 6), Leipzig 1920, 280-507.
- *Homiliae in Lucam et Fragmenta in Lucam* (hrsg. von M. RAUER = GCS 9²), Leipzig 1959, 1-336. Dt. Übersetzung von H.J. SIEBEN, *Origenes. In Lucam homiliae* (FC 4/1. 2), Freiburg u.a. 1991. 1992.
- *Homiliae in Numeros* (hrsg. von W.A. BAEHRENS = GCS 7), Leipzig 1921, 4-285.
- *Homiliae in Samuelem* (hrsg. von P. NAUTIN / M. NAUTIN = SCh 328), Paris 1986.

PHILO:
- *Philonos Alexandrini opera quae supersunt*, 7 Bde. (hrsg. von L. COHN / P. WENDLAND) Berlin 1963. Dt. Übersetzung von L. COHN / I. HEINEMANN, 7 Bde., Berlin 1962.

PLATON:
- *Werke in acht Bänden* (hrsg. von G. EIGLER, übers. von F. SCHLEIERMACHER), Darmstadt 2. Aufl. 1990.

SENECA:
- *Philosophische Schriften, Bd. 1-5* (hrsg. von M. ROSENBACH), Sonderausgabe Darmstadt 1999.

Literatur:

DUMEIGE, G., *Le Christ médecin*, in: RivAC 48 (1972), 115-141.
FERNANDEZ, S., *Cristo médico, según Orígenes. La actividad médica como metáfora de la acción divina* (SEAug 64), Rom 1999.
FLAMMER, B., *Jesus der Arzt in der Sicht der Evangelien*, in: ArztChr 31 (1985), 1-6.
GANTZ, U., *XPHΣIΣ/CHRÊSIS. Die Methode der Kirchenväter im Umgang mit der antiken Kultur, Bd. 6: Gregor von Nyssa: Oratio consolatoria in Pulcheriam*, Basel 1999.
GRILLMEIER, A., *Jesus der Christus im Glauben der Kirche, Bd.1*, Freiburg u.a. 3. Aufl. 1990.
HARNACK, A. VON, *Die Mission und Ausbreitung des Christentums in den ersten drei Jahrhunderten*, Nachdruck Leipzig 1924, spez. 129-150.
HERZOG, R., *Arzt*, in: RAC 1, 720-725.
IMBACH, J., *Wunder. Eine existenzielle Auslegung*, Würzburg 1995.
KNUR, K., *Christus medicus?*, Freiburg 1905.
KOCH, H., *Pronoia und Paideusis. Studien über Origenes und sein Verhältnis zum Platonismus*, Berlin/Leipzig 1932.
KÖNIG, H., *Marcion von Sinope*, in: LACL 421-423.
KOSTKA, U., *Der Mensch in Krankheit, Heilung und Gesundheit im Spiegel der modernen Medizin*, Münster 2000.
LETTNER, M., *Zur Bildersprache des Origenes (Platonismen bei Origenes)*, Augsburg 1962.
LIES, L., *Origenes ‚Peri archon'. Eine undogmatische Dogmatik*, Darmstadt 1992.
LUTHER, M.D., *Die gantze Heilige Schrifft deuddsch. Wittenberg 1545*, München 1972.

MARBÖCK, J., *Sirach / Sirachbuch:* TRE 31, 307-317.
NEUSCHÄFER, B., *Origenes als Philologe* (SBA 18/1. 2), Basel 1987.
SCHWEIGER, K., *Medizinisches im Werk des Kirchenvaters Origenes,* Düsseldorf 1983.
VOGT, H.J., *Gott als Arzt und Erzieher. Das Gottesbild der Kirchenväter Origenes und Augustinus,* in: Die Rede von Gott zwischen Tradition und Moderne (hrsg. von J. HOEREN / M. KESSLER), Stuttgart 1988, 69-86.
VOGT, H.J., *Origenes,* in: LACL 460-468.

Sibylle Ihm

Die Kapitel „Über die Ärzte" in der griechischen sacro-profanen Florilegienliteratur

Eine Reihe von griechischen sacro-profanen Florilegien, die den Stoff in thematische Kapitel unterteilen, enthalten ein Kapitel „Über die Ärzte". Es ist zu beobachten, daß dieses Kapitel in dem ältesten dieser, den dem Maximus Confessor fälschlich zugeschriebenen *Loci communes,* aus verschiedenen Quellen kompiliert wurde. Die jüngeren sacro-profanen Florilegien legen das Kapitel der *Loci communes* zugrunde, und reichern dieses mit wenigen zusätzlichen Sentenzen an.

In einem ersten Abschnitt werden im folgenden einige einführende Bemerkungen zu griechischen Florilegien, einer heute zumeist vernachlässigten Textgattung, vorangestellt. Im Mittelpunkt der folgenden Untersuchungen wird das Kapitel „Über die Ärzte" der *Loci communes* stehen. Es wird untersucht, aus welchen Quellen dieses Kapitel zusammengestellt wurde, und welchen Aussagegehalt der Kompilator seinen Rezipienten vermitteln wollte. In einem weiteren Abschnitt wird dieses Kapitel den gleichnamigen Kapiteln anderer Florilegien gegenübergestellt.

1. Einführende Bemerkungen zur Gattung der Florilegienliteratur

Die byzantinischen Florilegien stehen in einer langen Tradition der Florilegienliteratur. Bereits zum Beispiel bei Xenophon in den *Memorabilia* 1,6,14 findet sich die Mitteilung, daß Socrates die Schätze der alten Weisen aufrollt, um sie mit seinen Schülern durchzugehen und das Gute auszuwählen. Isocrates 2,43f. nennt τὰς καλουμένας γνώμας, die man aus den hervorragendsten Dichtern für Lehrzwecke sammeln könnte, und Platon in den *Leges* 7,811A berichtet, daß die Lehrer geradezu eine Sammlung von Sentenzen auswendig lernen ließen. Von den ältesten Sammlungen sind Fragmente auf Papyri erhalten, von denen die ältesten aus dem 3. Jahrhundert v.Chr. stammen.[1]

Die byzantinischen Florilegiensammlungen vermögen für die Untersuchung der griechischen Kultur in nachklassischer Zeit Informationen beizutragen. Diese Bücher, in denen gewissermaßen die Weisheit der aus damaliger Sicht bedeu-

---

[1] ELTER, *De Gnomologiorum,* hat gezeigt, daß der Stoiker Chrysippus (3. Jh. v. Chr.) für seine Lehre und Schriften derartige Sammlungen heranzog. BARNS, *A new Gnomologium* und PACK, *The greek and latin literary texts,* n. 1567-1622, 1987-1996, führen mehrere Papyri bereits aus dieser Zeit an; vgl. auch PICCIONE, *Sulle Fonti.*

tendsten Autoren zusammengefaßt war, stellen heute widerum eine wichtige Quelle zur Untersuchung jener Autoren dar. Ältere Sammlungen, die zum Beispiel für den Unterricht oder als Hilfsmittel bei der Erstellung von gelehrten Ausführungen kompiliert wurden, bildeten später die Grundlage für eine Reihe von Florilegien, die in byzantinischer Zeit weite Verbreitung fanden. Eine Geschichte der Florilegienliteratur ist noch nicht geschrieben, was vor allem daran liegt, daß ein Teil der Florilegien noch nicht ediert ist, und ein weiterer nur in alten und auf schlechten handschriftlichen Grundlagen beruhenden Editionen zugänglich ist.

Zum jetzigen Zeitpunkt kann über die Entwicklung der Florilegien in nachklassischer Zeit nur unvollständig gehandelt werden. In einer ersten Entwicklungsphase scheinen entweder rein profane oder rein christliche Florilegien geschaffen worden zu sein. Die älteste weitgehend erhaltene profane Sammlung ist die des Johannes Stobaeus aus dem 5. Jahrhundert. Von den profanen Sammlungen ist auch das sogenannte *Gnomologium Byzantinum,* eine Zusammenstellung von Exzerpten aus Democrit, Isocrates und Epictet zu nennen, das nach Stobaeus, der diese Sammlung nicht heranzog, entstand und in bislang 22 bekannten Handschriften überliefert ist. Ab dem 7. Jahrhundert wurden nach diesem Vorbild christliche Florilegien geschaffen; deren ältestes sind die *Sacra Parallela.*

In einer weiteren Entwicklungsphase entstanden sacro-profane Florilegien,[2] die auf den älteren Sammlungen sowie weiteren Quellen beruhen. Diese Phase scheint im 8. bis 9. Jahrhundert begonnen zu haben.

---

[2] Genaue Entstehungszeiten dieser Sammlungen anzugeben, ist bei dem jetzigen Stand der Forschung nicht möglich. RICHARD, *Florilèges spirituals* 487, schreibt: „l'idée d'invoquer dans une même exhortation l'enseignement de la Bible, des Pères de l'Église et de la sagesse paienne, ne pouvait venir à des chrétiens, même épris de culture antique, qu'après la disparition totale du paganisme", vgl. ODORICO, *Jo. Georg.* 9f., der darstellt, daß ein neues Interesse, Florilegien zu erstellen, parallel mit dem Wiederaufblühen der literarischen Interessen der Intellektuellen und der neuen Herrschaftsklasse gegangen sei, welches sich während der ikonoklastischen Krise formiert habe. RICHARD, *Florilèges spirituals* 487, formuliert pauschal „Déjà à la fin du 9e siècle et surtout au 10e et au 11e siècles, nous trouvons les conditions idéales pour la création de ces compositions" und sieht diese als „produits de la librairie byzantine des 9e, 10e et 11e siècles". ODORICO, *Jo. Georg.* 7f., macht auf *ep.* 50 von Ignatius Diaconus (9. Jh.) aufmerksam, in welchem sich die Bemerkung „Ἰδού σοι τὸ τῶν θύραθε παροιμιῶν πεπόμφαμεν βιβλιδάριον" findet, und führt aus, daß dieser Brief zeige, daß zu jener Zeit derartige Sammlungen im Umlauf waren, handele es sich nun um παροιμίαι oder um γνῶμαι allgemein; zudem führt er zwei Stellen aus Photius (9. Jh.) an, in denen Photius die Nützlichkeit derartiger Sammlungen darstellt (*Photii Bibliotheca, cod.* 167, ed. R. HENRY, t. II, Paris 1960, S. 149, 2-24 und S. 159, 22-31). Er kommt, ebd. S. 26, zu dem Ergebnis, daß als *terminus ante quem* für die Entstehung der byzantinischen Sammlungen der Anfang oder die Mitte

Die Kapitel „Über die Ärzte" 43

Zu deren ältesten Sammlungen zählt ein bislang unediertes Florilegium, das in einer Pariser und einer Oxforder Handschrift erhalten und unter dem Namen *Corpus Parisinum* bekannt ist.³ Während die anderen Sammlungen ihr Material entweder in thematischen Kapiteln, alphabetischer Folge oder einer Kombination aus beidem anordnen, folgt das *Corpus Parisinum* einem wenig einheitlichen und abweichenden Schema. Es lassen sich vier Teile unterscheiden: Eine erste Sektion (ff. 83r-121v) enthält nach Autoren und Namen geordnete Sprüche, und zwar zuerst die christlicher Autoren und anschließend die profaner. Die zweite Sektion (ff. 121v-139v) enthält Exzerpte aus dem Florilegium des Stobaeus mit einigen Interpolationen aus dem *Gnomologium Byzantinum*.⁴ Die dritte Sektion (ff. 140r-146v) enthält eine Version des *Gnomologiums Byzantinum;* die vierte Sektion (ff. 146v-162v) eine alphabetisch geordnete Apophthegmensammlung, die den Titel ἐκλογὴ ἀποφθεγμάτων κατὰ ἀλφάβητον trägt. Eine genaue Quellenanalyse des *Corpus Parisinum* ist noch nicht geleistet.⁵ Die Kompilation des *Corpus Parisinum* muß nach 650, dem Todesjahr von Johannes Climacus, dem jüngsten zitierten Autor, stattgefunden haben. In der Forschung wird das 9. oder 10. Jahrhundert als Entstehungszeit angenommen.⁶ ELTER⁷ hat nach einer umfangreichen Untersuchung des *Corpus Parisinum* dieses als „Universalgnomologium" bezeichnet. Er stellt dar, daß es das Kompositionsprinzip des Kompilators gewesen sei, alle Sprüche der ihm vorliegenden älteren Sammlungen in einem Florilegium zusammenzufassen. So sei er eines nach dem anderen durchgegangen. Sprüche, die er in einem später durchgesehenen Florilegium vorgefunden habe, und die er bereits aus einem anderen Florilegium aufgenommen

---

des 9. Jahrhunderts anzusetzen sei; vgl. allgemein HORNA, *Gnome* 80f.; MATINO, *Per la storia;* ODORICO, *Il „Corpus Parisinum"* und dens., *Lo Gnomologium byzantinum* 41-50.
³ Das Florilegium Parisinum ist in zwei Handschriften erhalten, dem Cod. Par. gr. 1168 und dem Digby 6; im folgenden werden die Angaben nach dem Parisinus gegeben. Drei weitere Handschriften überliefern kürzere Fassungen, vgl. zuletzt KINDSTRAND, *A gnomological Collection.*
⁴ ODORICO, *Jo. Georg.* 9.
⁵ Es gibt Anhaltspunkte, daß eine der Quellen der ersten Sektion eine alphabetisch geordnete Apophthegmensammlung gewesen ist, zudem scheint auch hier Stobaeus als Quelle herangezogen worden zu sein. Aufgrund der regelmäßigen Stellung der Exzerpte aus den „Φιλοσόφων λόγοι" und der Durchmischung des vierten Teils des *Corp. Par.* mit Sentenzen aus APM vermutet SCHENKL, *Die epiktetischen Fragmente,* 506, „dass jene beiden Sammlungen einst selbständige Theile des Urflorilegiums bildeten, aus dem das Florilegium Parisinum geflossen" sei.
⁶ RICHARD, *Florilèges spirituals* 489, stellt dar, daß diese Sammlung nicht lange vor dem Beginn des 9. Jahrhunderts, und wahrscheinlich gegen Ende des 9. Jahrhunderts oder Anfang des 10. Jahrhunderts entstanden sei; ODORICO, *Jo. Georg.* 9f., setzt die Entstehung des *Corpus Parisinum* in die erste Hälfte des 9. Jahrhunderts.
⁷ ELTER, *Gnomica Homoiomata,* insb. 43f. und 63-65.

hatte, habe er folglich an dieser späteren Stelle ausgelassen, daher fänden sich zum Beispiel in dem dritten Teil des *Corpus Parisinum,* der eine Fassung des *Gnomologiums Byzantinum* enthält, eine Reihe von Sprüchen nicht, die bereits in den früheren Abschnitten enthalten sind.

Besondere Bedeutung für unsere Ausführungen erhält das *Corpus Parisinum* nicht nur dadurch, das hier erstmals antike und christliche Teile zusammengefügt sind, sondern vor allem dadurch, daß es dem Pseudo-Maximus als Hauptquelle für die Kompilation seines Florilegiums diente. In allen Kapiteln der *Loci communes* läßt sich erkennen, daß der Kompilator das *Corpus Parisinum* in seiner überlieferten Folge durchgegangen ist und thematisch in sein Kapitel passende Sentenzen übernommen hat. Die *Loci communes* ihrerseits vermögen für die Textkonstitution des *Corpus Parisinum,* das nur unvollständig erhalten ist, wichtige Beiträge zu leisten.

Die *Loci communes* sind ohne Zweifel eines der bedeutendsten byzantinischen Florilegien. Sie sind in rund 100 Handschriften erhalten,[8] in weitaus mehr als jede vergleichbare Sammlung. Die *Loci communes* sind in 71 thematischen Kapiteln angeordnet. Innerhalb dieser Kapitel stehen zuerst Sprüche und literarische Exzerpte aus christlichen Autoren, und anschließend aus profanen Autoren. Bisweilen werden zu einem Themenbereich mehrere Sprüche eines Autors angeführt, aber nicht alle Autoren erscheinen in jedem Kapitel. Sie sind aus unterschiedlichen Quellen kompiliert, zu denen sowohl ältere Sammlungen als auch einzelne Autoren, die direkt exzerpiert worden sind, zählen.

Der überwiegende Teil der Sentenzen der *Loci communes* entstammt älteren Florilegien, vor allem dem *Corpus Parisinum,* dem Florilegium des Stobaeus und den *Sacra parallela.* Bei Exzerpten entweder aus älteren Florilegien oder aus Sammlungen, wie zum Beispiel den Spruchsammlungen von Pseudo-Plutarch, den in der PG 63 und 64 gedruckten *Eklogai* aus den Werken des Johannes Chrysostomus wird dem Kompilator ein Kontext wohl zumeist nicht mehr bewußt gewesen sein. Nur in den ältesten Sammlungen, die uns nur fragmentarisch auf Papyri erhalten sind, mag eine bewußte Auswahl aus einem Kontext getroffen worden sein.[9]

---

[8] Vgl. insbesondere RICHARD, *Florilèges spirituals* 435-512.
[9] SCHENKL, *Die epiktetischen Fragmente* 506ff., hat die Vermutung geäußert, daß zur Entstehungszeit des Florilegiums des Pseudo-Maximus literarische Exzerpte aus Autoren vorhanden waren. Der Kompilator habe nicht jedes längere Exzerpt dem Originaltext selbst, sondern Exzerptensammlungen entnommen. In diesen fand der Kompilator, wie in den älteren Florilegien, bereits fragmentisierte Exzerpte vor, so daß auch hier von einer Dekontextualisierung des Kompilators selbst nicht gesprochen werden kann. Fraglos war der Kompilator im christlichen Milieu zuhause und kannte den Kontext des einen oder anderen Exzerpts.

Bei den christlichen Sentenzen beschränkte sich Pseudo-Maximus im wesentlichen auf einen Kanon von Kirchenvätern: Basilius von Caesarea, Clemens von Alexandria, Cyrill, Euagrius, Gregor von Nazianz, Gregor von Nyssa, Johannes Chrysostomus, Johannes Climacus, Nilus von Ankyra und Philo von Alexandria, dazu kommen Exzerpte aus der Bibel.[10] Sprüche weiterer christlicher Schriftsteller, die in älteren Sammlungen, namentlich den *Sacra Parallela* enthalten sind, werden nicht übernommen. Exzerpte aus diesen Autoren werden teils aus älteren Sammlungen und teils aus ihnen direkt entnommen.

Auch einige profane Autoren wurden direkt exzerpiert, insbesondere die in byzantinischer Zeit viel gelesenen Romane des Achilles Tatius (2. Jh. n.Chr.), *Leucippe und Kleitophon,* und des Heliodor (3./4. Jh. n.Chr.), *Aithiopika* (die in den Florilegien nach der Hauptheldin unter dem Namen *Charikleia* gehen), zudem berühmte Redner wie Libanius (4. Jh. n.Chr.) und Choricius (6. Jh. n.Chr.), sowie Xenophon[11] und Plutarch – wobei eine abschließende Untersuchung ihrer Provenienz noch aussteht.

Die Kriterien für Aufnahme oder Nicht-Aufnahme verbreiteter Texte sind unbekannt und mögen der persönlichen Vorliebe des Kompilators oder seinem Zugang zu Büchern zuzuschreiben sein. Nur bei diesen direkt aus Autoren entnommenen Exzerpten kann von Dekontextualisierung gesprochen werden. Folgende Parameter dessen, was aus diesen Autoren übernommen wurde, lassen sich erkennen: Besonders anschauliche, prägnante, aussagekräftige Einzelszenen, oder Stellen, denen eine über den Kontext hinausgehende allgemeine Bedeutung zugeschrieben werden konnte. Zu diesem Zweck wurden auch innerhalb der Exzerpte Partien, die diese Kriterien nicht erfüllten, ausgespart.

Von einem Ordnungsprinzip der Sentenzen in Florilegien kann nur bedingt gesprochen werden. Es läßt sich oft erkennen, daß die Anordnung in Florilegien stark durch die Sentenzenfolge ihrer Quellen bestimmt wird. In den *Loci communes* wurde, wenn aus einer gnomologischen Quelle oder einer durchgehenden Schrift mehrere Exzerpte in ein thematisches Kapitel übernommen werden, diese der Reihe nach durchgegangen, nur vereinzelt läßt sich ein Zurückspringen beobachten. Zudem überwiegt im großen und ganzen der Eindruck, daß die einzelnen Quellen nicht ineinandergearbeitet wurden, sondern daß Sentenzenblöcke aus verschiedenen Quellen nacheinander übernommen und hintereinander gestellt wurden.

Bei Ausbeutung einer gnomologischen Vorlage sind die Auswahlkriterien eines späteren Kompilators durch die Auswahlkriterien dieser determiniert. Nur

---

[10] Nur selten werden Sprüche aus Agapet, Asterius, Athanasius, Clemens Romanus, Didymus von Alexandria, Pseudo-Dionysius Areopagites, Eusebius, Isaias Abbas, Isidor von Pelusion, Johannes Nesteutes, Maximus, Photius und Synesius aufgenommen, und nur je einmal von Basilius von Seleukeia, Cyrill Hierosolymit., Dionysius Alex., Firmus, Ignatius, Iraeneus, [Justin.], Methodius und Theodoretus entnommen.
[11] Vgl. IHM, *Xenophon und „Maximus".*

in der Auswahl aus den Vorlagen, der inhaltlichen Ausprägung der durch die Kapitelüberschriften gegebenen Themenbereiche also, und in der Reihenfolge, in welcher er seine verschiedenen Quellen ausbeutete und die Sentenzen in einem Kapitel aneinanderfügte, bot sich für den Kompilator die Möglichkeit der Erstellung eigener Kriterien.

Ein selbständiger Umgang des Folgetextes mit den Prätexten ist nur in Ansätzen erkennbar. Der Kompilator der *Loci communes* hat bisweilen ein verderbtes Lemma seiner Quelle korrigiert: Das poetische Exzerpt aus Diphilus (nach Stobaeus 3,24,1) steht im *Corpus Parisinum* unter dem Lemma Philo. Der Kompilator hat dieses in Philistion geändert.[12]

Eine weitere Eigenleistung des Kompilators bestand in der Gestaltung der thematischen Kapitelüberschriften, welche er teils aus der Anzahl der in seinen Quellflorilegien vorliegenden auswählte und teils durch die Kombination mehrerer Begriffe neu schuf.

2. Das Kapitel „Über die Ärzte" im Florilegium des Pseudo-Maximus

Anhand des Kapitels „Über die Ärzte" (c. 43/50)[13] soll das eben Ausgeführte veranschaulicht werden. In den folgenden Texten sind unterhalb der einzelnen Sentenzen jeweils die direkte Quelle und die letzte Quelle (die bisweilen identisch sind) genannt.

1./1. (MaxU; MaxII; MaxI)
Τοῦ εὐαγγελίου. Οὐ χρείαν ἔχουσιν οἱ ὑγιαίνοντες ἰατροῦ, ἀλλ' οἱ κακῶς ἔχοντες.
„Die Gesunden bedürfen des Arztes nicht, sondern die Kranken."
Sacra par. PG 96, 109,29-30 (Matt.) / Luc. 5,31; Matt. 9,12

---

[12] Vgl. SCHENKL, *Die epiktetischen Fragmente* 507f.
[13] Die *Loci communes* des Pseudo-Maximus sind in drei Fassungen erhalten: Eine längere (MaxII) und eine kürzere (MaxI) Fassung sind Abkömmlinge einer nicht erhaltenen Urfassung dieses Florilegiums, von der längeren Fassung spaltete sich später durch Folienversetzung innerhalb einer Handschrift eine weitere Fassung (MaxU) ab, in welcher die Kapitel in einer abweichenden Reihenfolge angeordnet sind (zur Begründung dieser Aussagen siehe die Einleitung meiner im Druck befindlichen Edition). Die Numerierung ist die meiner im Druck befindlichen Neufassung der Ausgaben von SEMENOV, *Melissa*, (= MaxU) und von PHILLIPS, *Loci communes* (= MaxII). Die erste Zahl der Kapitelnummer ist die der kapitelversetzten Fassung der *Loci communes* (vgl. RICHARD, *Florilèges spirituals* 490), die zweite die der kürzeren und längeren Fassung. Innerhalb des Kapitels ist die erste Zahl der Sentenzenzählung die der Sentenz in der kapitelversetzten Fassung, die zweite die der längeren Fassung (vgl. RICHARD, *Florilèges spirituals* 489), die kürzere Fassung teilt die Überschüsse –./9. und –./19. der längeren Fassung gegenüber der kapitelversetzten Fassung.

2./2. (MaxU; MaxII; MaxI)
Τοῦ ἀποστόλου. Τροχιὰς ὀρθὰς ποιήσατε τοῖς ποσὶν ὑμῶν, ἵνα μὴ τὸ χωλὸν ἐκτραπῇ, ἰαθῇ δὲ μᾶλλον.
„Stellt geradeaus führende Geleise für eure Füße her, damit das, was lahm ist, sich nicht ausrenkt, sondern vielmehr geheilt wird."
Sacra par. PG 95, 1212,5-7 (Heb.) / Heb. 12,13

3./3. (MaxU; MaxII; MaxI)
Σολομῶντος. Πραΰθυμος ἀνὴρ καρδίας ἰατρός.
„Ein unbeschwerter Sinn ist des Leibes Leben."
Sacra par. PG 96, 264,18 (Prov.) / Prov. 14,30

4./4. (MaxU; MaxII; MaxI)
Σιράχ. Ἐπιστήμη ἰατροῦ ἀνυψώσει κεφαλὴν αὐτοῦ, καὶ ἔναντι μεγιστάνων θαυμαστωθήσεται.
„Die Kunst des Arztes erhöhet sein Haupt, und im Angesicht der Fürsten wird er bewundert."
Sacra par. PG 96, 61,6-8 (Eccl.) / Sir. 38,3

5./5. (MaxU; MaxII; MaxI)
Τοῦ ἁγίου Βασιλείου. Οὔτε φευκτέον πάντη τὴν τέχνην οὔτ᾽ ἐπ᾽ αὐτῇ πάσας τὰς ἐλπίδας ἔχειν ἀκόλουθον. ἀλλ᾽ ὡς κεχρήμεθα μὲν τῇ γεωργικῇ, αἰτούμεθα δὲ παρὰ τοῦ θεοῦ τοὺς καρπούς, καὶ τῷ κυβερνήτῃ μὲν τὸ πηδάλιον ἐπιτρέπομεν, τῷ θεῷ δὲ προσευχόμεθα ἐκ τοῦ πελάγους ἀποσωθῆναι· οὕτω καὶ ἰατρὸν εἰσάγοντες τῆς πρὸς θεὸν ἐλπίδος οὐκ ἀφιστάμεθα.
„Weder ist die Kunst gänzlich zu meiden, noch folgend alle Hoffnungen auf sie zu setzen. Sondern, wie wir die Kunst des Landbaus zwar gebrauchen, jedoch von Gott die Früchte erbitten, und dem Lenker das Steuerruder überlassen, zu Gott aber beten, aus der See gerettet zu werden; so lassen wir auch das Vertrauen auf Gott nicht fahren, wenn wir bei einem Arzt eintreten."
Basil., *Regulae fusius tractatae* 55,5 (PG 31 1052,15-21)

6./6. (MaxU; MaxII; MaxI)
Ἀνεπιστήμων ἰατρὸς πρὸς κάμνοντας εἰσιὼν ἀντὶ τοῦ εἰς ὑγείαν αὐτοὺς ἐπαναγαγεῖν καὶ τὸ μικρὸν λείψανον τῆς δυνάμεως ἀφαιρεῖται.
„Tritt ein unwissender Arzt zu Kranken, so raubt er ihnen eher die letzten Kraftreserven, statt ihnen Heilung zu bringen."
Corp. Par. (a) f. 43r, 7-10 (Basil.) (= KINDSTRAND, *Basilio Magno* 56) / Sacra par. PG 96, 61,15-17 (Basil.) / Basil., *Hom. 2 in Psalmum* 14,1 (PG 29 268,17-20); *Mor.* 5, *De divitiis et paupertate* 3 (PG 32, 1173,4-7)

–./7. (MaxII)
Τὸ μὲν γὰρ δεῖξαι τῷ κάμνοντι τῆς νόσου τὸ μέγεθος, ὥστε ἀξίαν αὐτῷ ποιῆσαι τοῦ κακοῦ τὴν φροντίδα, οὐκ ἀχάριστον. τὸ δὲ ἄχρι τούτου καταλιπεῖν μὴ πρὸς τὴν ὑγείαν χειραγωγήσαντα οὐδὲν ἕτερόν ἐστιν ἢ ἔκδοτον ἀφεῖναι τῇ ἀρρωστίᾳ τὸν κάμνοντα.

"Es ist nicht falsch, dem Kranken die Größe der Krankheit zu zeigen, damit er künftig eine Vorsorge, die dem Übel angemessen ist, an den Tag legt. Ihn, den man noch nicht zur Gesundheit geführt hat, ohne dieses zurückzulassen, ist nichts anderes als den Kranken der Schwäche ausgeliefert zu verlassen."
Basil., *Hom.* 11, *De invidia* 5 (PG 31, 381,30-35)

7./8. (MaxU; MaxII; MaxI)
Τοῦ Θεολόγου. Τὴν καθ᾽ ἡμᾶς ἰατρικὴν τῆς περὶ τὰ σώματα ἐργωδεστέραν τίθεμαι μακρῷ, καὶ διὰ τοῦτο τιμιωτέραν· καὶ ὅτι ἐκείνη μὲν ὀλίγα τῶν ἐν τῷ βάθει κατοπτεύουσῃ, περὶ τὸ φαινόμενον ἡ πλείων τῆς πραγματείας, ἡμῖν δὲ περὶ τὸν κρυπτὸν τῆς καρδίας ἄνθρωπον ἡ πᾶσα θεραπεία τε καὶ σπουδή.

"Unsere Heilkunst halte ich bei weitem für mühsamer und deshalb für ehrenvoller als diejenige, die sich mit den Körpern beschäftigt. Diese sieht wenig in die Tiefe, sie beschäftigt sich mehr mit dem, was in die Augen fällt. Wir hingegen wenden uns mit aller Sorgfalt heilend an das verborgene menschliche Herz."
Greg. Naz., *Orat.* 2, *Apologetica* 21 (PG 35, 429,33-39; BERNARDI, SChr 247, 116sq, 1-6)

–./9. (MaxII; MaxI)
Χρῄζων πάθεσιν ἀκέστορος ἦν κακὰ κεύθῃς | οὔποτε σηπεδόνα φεύξεαι ἀργαλέην.

"Du wirst ein schmerzvolles Geschwür nicht dadurch vermeiden, daß du Übel verbirgst, wenn du für deine Leiden einen Arzt brauchst."
ODORICO, *Jo. Georg* 1125 (post Theol.) / Greg. Naz., *Carm. mor.* 1,2,31,21-22 (PG 37, 912,7-8)

8./10. (MaxU; MaxII; MaxI)
Τοῦ Χρυσοστόμου. Οἶμαι τοὺς ἀρχαίους τῶν ἰατρῶν οὐχ ἁπλῶς, οὐδὲ ἀλόγως νομοθετῆσαι δημοσιεύεσθαι τὴν τῶν ποικίλων ἐργαλείων ἐπίδειξιν, ἀλλ᾽ ἵνα τοὺς ὑγιαίνοντας ἀσφαλίζωνται, προδεικνύοντες αὐτοῖς, ὁπόσων ἀτακτοῦντες δεήσονται.

"Ich glaube, daß die alten Ärzte nicht ohne Grund und nicht ohne Absicht bestimmt haben, die verschiedenen Instrumente öffentlich zur Schau zu stellen, sondern um die Gesunden vorsichtiger und aufmerksamer zu machen dadurch, daß ihnen im voraus gezeigt werde, welche Dinge sie benötigen werden, wenn sie einen ungeordneten Lebenswandel führen."
Sacra Par. PG 96, 61,21-25 (Jo. Chrys.) (3 προδεικνύντες] προσδεικνύντες / αὐτοῖς] αὐτούς) / Jo. Chrys., *Ecloga de adversa valetudine et medicis, Hom.* 13 (PG 63, 655,3-7)

9./11. (MaxU; MaxII)
Τὸν γὰρ οὐκ ἰατρὸν βέλτιον μηδὲ ἔχειν φάρμακα· ὁ μὲν οὖν μὴ ἔχων οὔτε σῴζει οὔτε ἀπόλλυσιν, ὁ δὲ ἔχων ἀπόλλυσιν οὐκ εἰδὼς ὅπως χρήσεται. ἐπειδὴ γὰρ οὐκ ἐν τῇ φύσει τῶν φαρμάκων ἐστὶν ἡ σωτηρία μόνον, ἀλλὰ καὶ ἐν τῇ τέχνῃ τοῦ προσάγοντος. οὐκ ἄρα τὸ ὄνομα ἔχειν ἰατροῦ ἰατρόν ἐστιν εἶναι.

"Es ist besser, wenn derjenige, der kein Arzt ist, keine Medikamente hat: Derjenige, der keine hat, rettet weder, noch verdirbt er, der aber welche hat, verdirbt, weil er nicht weiß, wie er sie gebrauchen soll. Weil nämlich nicht nur im Wesen der Medikamente die Hei-

lung ist, sondern auch in der Kunst des sie Anwendenden. Nicht nämlich, den Titel des Arztes zu haben, heißt, Arzt zu sein."
Jo. Chrys., *Ecloga de adversa valetudine et medicis*, Hom. 13 (PG 63, 655,15-21)

10./12. (MaxU; MaxII; MaxI)
Τοῦ Νύσσης. Ὅσῳ κρείττων ψυχὴ τοῦ σώματος, τοσούτῳ τιμιώτερος τῶν τὰ σώματα θεραπευόντων ὁ τὰς ψυχὰς ἐξιώμενος.
„Um wieviel die Seele stärker ist als der Körper, um so viel ist derjenige, der die Seelen errettet, ehrenvoller als diejenigen, die die Köper heilen."
Corp. Par. (a) f. 63v, 3-5 (Greg. Nys.) (1 ὅσῳ] ὅσον / τοσούτῳ] τοσοῦτον) / *Sacra par.* PG 95, 1544,48-50 (Greg. Nys.) (1 ὅσῳ] ὅσον / κρεῖττον] κρείττων) / Greg. Nys., *Orat. 7 De beatitudinibus* (PG 44, 1285,49-51; CALLAHAN, p. 156,25-27)

11./13. (MaxU; MaxII; MaxI)
Διδύμου. Τέλειον ἰατρὸν λέγομεν οὐ τὸν θεραπεύοντα πάντως, ἀλλὰ τὸν μηδὲν τῶν εἰς ὠφέλειαν ἀνηκόντων καὶ θεραπείαν παραλείποντα.
„Einen vollkommenen Arzt nennen wir nicht den, der auf jeden Fall heilt, sondern den, der nichts von den Dingen, die sich auf den Nutzen und die Heilung beziehen, unterläßt."
Corp. Par. (a) ff. 78r,19 - 78v,3 (Didym.) - *Sacra par.* PG 96, 61,26-27 (Didym.; brevior)

12./14. (MaxU; MaxII; MaxI)
Τροφίλου. Τρόφιλος ἰατρὸς ἐρωτηθεὶς ὑπό τινος „τίς ἂν γένοιτο τέλειος ἰατρός;" ἔφη „ὁ τὰ δυνατὰ καὶ τὰ μὴ δυνατὰ δυνάμενος διαγινώσκειν".
„Trophilos der Arzt wurde von jemandem gefragt ‚Wer dürfte wohl ein vollkommener Arzt sein' und er antwortete ‚Derjenige, der das Mögliche und das Unmögliche zu unterscheiden vermag'."
Corp. Par. (a) f. 120v, 17-20 (Trophil.) / Stob. 4,38,9 (Herophil.) / *Herophilus. The art of medicine in early Alexandria. Edition, translation and essays*, ed. H. VON STADEN, Cambridge 1989, nr. 51 p. 125sq.

13./15. (MaxU; MaxII; MaxI)
Ἱέρωνος. Ἰατρὸν καὶ φίλον ἡγοῦ τὸν ἐν ἀνάγκῃ σπουδαῖον.
„Für einen Arzt und Freund halte ich den, der, wenn es nötig ist, tauglich ist."
Corp. Par. (d) f. 153v,16 (anon.) – SCHENKL, Ἄριστον, 69

14./16. (MaxU; MaxII; MaxI)
Νικοκλέους. Νικοκλῆς κακοῦ τινος ἰατροῦ λέγοντος μεγάλην ἔχειν δύναμιν, ἔφη „πῶς γὰρ οὐ μέλλεις λέγειν, ὃς τοσούτους ἀνῃρηκὼς ἀνεύθυνος γέγονας;".
„Ein schlechter Arzt rühmte sich vor Nikokles seiner Heilkunst. Da sagte der ‚Wie sollst du auch anders reden, da deine Opfer dich nicht mehr zur Rechenschaft ziehen können'?"
Corp. Par. (a) ff. 155v,19 - 156r,2 (Nicocl.)[14]

---

[14] Diese Sentenz steht außerdem in folgenden Florilegien: STERNBACH, *Gnomologium Vaticanum* 411 (Nicocl.); STERNBACH, *Gnomologium Parisinum* 238 (Nicocl.).

15./17. (MaxU; MaxII; MasI)
Ὁ αὐτὸς τοὺς ἰατροὺς εὐτυχεῖς ἔλεγεν, ὅτι τὰς μὲν ἐπιτυχίας αὐτῶν ὁ ἥλιος ὁρᾷ, τὰς δὲ ἀποτυχίας ἡ γῆ καλύπτει.
„Eben derselbe pries die Ärzte glücklich, weil ihre Erfolge zwar die Sonne sieht, ihre Mißerfolge jedoch die Erde verbirgt."
Corp. Par. (d) f. 156r,2-4 (Nicocl.)[15] (1 post ἰατρούς add. εὐτυχεῖς)

16./18. (MaxU; MaxII; MaxI)
Στρατονίκου. Στρατόνικος ἰατρὸν κολακεύων ἔλεγεν „ἐπαινῶ σου τὴν ἐμπειρίαν, ὅτι οὐκ ἐᾷς τοὺς ἀρρώστους κατασαπῆναι τάχιον αὐτοὺς τοῦ ζῆν ἀπαλλάσσων".
„Stratonikos sagte, indem er einem Arzt schmeichelte, ,Ich lobe deine Erfahrung, weil du nicht zuläßt, daß die Schwachen verfaulen, indem du sie schneller vom Leben befreist'."
Corp. Par. (d) f. 160r,12-15 (Stratonic.)[16]

–./19. (MaxII; MaxI)
Δημάδου. Τοῖς ἀσκληπιάδαις μείζων ὀφείλεται χάρις ἐπερχομένην ἀναστέλλουσι νόσον ἢ παραπεσοῦσαν ἰασαμένοις; τὸ γὰρ ἀπηλλάχθαι κακοῦ τοῦ μὴ πάσχειν αἱρετώτερον.
„Den Asklepiaden, die eine nahende Krankheit aufhalten oder eine zufällig eintretende heilen, nützt der Dank recht viel: Das Vom-Leiden-befreit-werden ist nämlich wünschenswerter als das Nicht-Leiden."
Demad. fr. 38 DE FALCO, *Demade Oratore;* Demad. fr. 2.15 SAUPPE, *Fragmenta oratorum Atticorum;* Demonax fr. 31 FUNK, *Untersuchungen*

3. Zu den Quellen des Kapitels „Über die Ärzte"

Die Sentenz –./7., die nur in MaxII enthalten ist, ist ein späterer Zusatz der erweiterten Fassung; die Sentenzen –./9. und –./19. hingegen, die sowohl die Handschriften von MaxII als die von MaxI haben, sind Bestandteil der Urfassung dieses Florilegiums, die nur in der jüngsten Fassung MaxU nicht mehr enthalten sind.

Pseudo-Maximus hat für die Konstitution auch dieses Kapitels verschiedene Quellen herangezogen: Die drei ersten Sentenzen stehen in verschiedenen Kapitel der *Sacra Parallela* (1./1.: Περὶ μετανοίας καὶ ἐξομολογήσεως [PG 96,

---

[15] Diese Sentenz steht außerdem in folgenden Florilegien: STERNBACH, *Gnomologium Vaticanum* 412 (Nicocl.); STERNBACH, *Appendix Vaticana* 2,115 (Nicocl.); MEINEKE, *Florilegium Monacense* 217 (Nicocl.); STERNBACH, *Gnomologium Parisinum* 239 (Nicocl.); BEYNEN, *Florilegium Leidense* 205 (Nicocl.).

[16] Diese Sentenz steht außerdem in folgenden Florilegien: MEINEKE, *Florilegium Monacense* 253 (Stratonic.); WACHSMUTH, *De Gnomologio Palatino* 131 (Stratonic.); BEYNEN, *Florilegium Leidense* 240 (Stratonic.); KINDSTRAND, *Codex Clarkianus* 146 (Stratonic.); MATINO, *Una nuova recensione* 130 (Stratonic.); WACHSMUTH, *Die Wiener Apophthegmen-Sammlung* 108 (Stratonic.); STERNBACH, *Gnomologium Parisinum* 240 (Stratonic.); ODORICO, *Jo. Georg.* δ.6 (Stratonic.).

104,51]; 2./2.: Περὶ ἀκηδίας, καὶ ἀθυμίας [PG 95, 1209,33]; 3./3.: Περὶ πραότητος καὶ εὐσεβείας [PG 96, 264,7]), die keinen Bezug zu dem Thema unseres Kapitels haben. Es ist sowohl denkbar, daß dem Pseudo-Maximus, als er dieses Kapitel kompilierte, diese Sprüche aus den *Sacra Parallela,* die er ja bereits des öfteren zuvor durchgesehen hatte, in Erinnerung waren, als auch, daß ihm, dem in einem mönchischen Umfeld Lebenden, die Stellen aus der Bibel direkt geläufig waren.

Die vierte Sentenz, sowie später die Sentenz 8./10., sind aus dem mit Pseudo-Maximus thematisch übereinstimmenden Kapitel Περὶ ἰατρῶν, καὶ ἰατρείας (PG 96, 61,1ff.) der *Sacra Parallela* entnommen.

Andere christliche Sentenzen sind aus den Autoren direkt (oder heute nicht mehr vorliegenden Exzerptensammlungen aus diesen Autoren) entnommen worden: 5./5. und –./7. (Zusatz von MaxII) aus Basilius; 7./8. aus Gregor von Nazianz; 9./11. aus Johannes Chrysostomus; 10./12. aus Gregor von Nyssa.

Die letzte christliche Sentenz (11./13.) stammt aus dem ersten Teil des *Corpus Parisinum,* mit welchem sie wörtlich übereinstimmt. Sie ist zwar auch im Kapitel über die Ärzte der *Sacra Parallela* vorhanden, dort jedoch in sprachlich abweichender Gestalt (Τέλειον ἰατρὸν λέγομεν τὸν μηδὲν τῶν εἰς ὠφέλειαν ἀνηκόντων καὶ θεραπείαν παραλιπόντα).

Die Sentenz 6./6. stimmt wörtlich mit dem Text sowohl im *Corpus Parisinum* als auch im Ärztekapitel der *Sacra Parallela* überein. Beide Quellen wurden von Pseudo-Maximus für die christlichen Sentenzen dieses Kapitels herangezogen. Aus welcher dieser beiden Quellen diese Sentenz stammt, muß offen bleiben.

Die Sentenz –./9. ist in dem sacro-profanen Florilegium des Johannes Georgides vorhanden. Dieses hat der Kompilator der Urfassung mitunter als weitere Quelle herangezogen.

Die profanen Sentenzen stammen bis auf die letzte alle aus dem *Corpus Parisinum;* die erste (12./14.[17]) aus dessem ersten Teil; die folgenden (13./15. – 16./18.) aus desem vierten Teil. Die letzte Sentenz –./19. ist aus Demades direkt entnommen.

Diese Analyse zeigt, daß Pseudo-Maximus selektiv vorgegangen ist. Im christlichen Teil hat er seine Quellen nicht hintereinander ausgeschrieben, sondern ineinander verwoben. Es ist zu vermuten, daß die so geschaffene Aufeinanderfolge einer ordnenden Idee folgen sollte.

Insbesondere ist auffällig, daß Pseudo-Maximus aus dem 12 Sprüche enthaltenden thematisch entsprechenden Kapitel der *Sacra Parallela* nur zwei oder drei direkt, sowie ein oder zwei weitere indirekt durch Vermittlung des *Corpus*

---

[17] Aufgrund des Lemmas ist zu ersehen, daß Pseudo-Maximus diese Sentenz aus dem *Corpus Parisinum* und nicht aus Stobaeus entnommen hat: Pseudo-Maximus und das *Corpus Parisinum* haben Trophilus, Stobaeus hingegen (richtig) Herophilus.

Parisinum aufgenommen hat. Das ca. ein Dutzend Sprüche enthaltene thematisch entsprechende Kapitel des Stobaeus περὶ ἰατρῶν καὶ ἰατρικῆς (4,38) hingegen hat Pseudo-Maximus nicht herangezogen. Offenkundig war er bestrebt, seinem Kapitel einen anderen Schwerpunkt zu geben, als es diese Vorlagen getan hatten.

4. Themenbereiche des Kapitels „Über die Ärzte"

Die erste Sentenz, entnommen aus Matthäus, erläutert die Grundvoraussetzung: „Die Gesunden bedürfen des Arztes nicht, sondern die Kranken."

Daß Jesus als ein Heiler sowohl der körperlichen als auch der seelischen Erkrankungen unter die Menschen getreten ist, wird in den Evangelien immer wieder betont.[18] Es läßt sich im folgenden auch beobachten, daß viele Zitate sich sowohl konkret, also auf Arzt oder Patient bezogen, als auch im übertragenen Sinne, auf Priester und Sünder bezogen, lesen lassen.

Die zweite Sentenz, aus dem Hebräerbrief, besagt, daß ein rechter Lebenswandel gesund hält und heilt. Es wird eine geistliche Heilung von Personen und Sünden angestrebt. Das körperlich Lahme ist gleichnishaft auch als Sünde zu verstehen. Verlangt wird Geradlinigkeit, Irrtümer, die in Verderben führen, also die Abkehr vom rechten kirchlichen Weg, schaden. Gerade um der Schwachen willen sind rechte Wege einzuschlagen, damit diese nicht durch das Beispiel der anderen zum Abfall verführt, sondern geheilt werden.[19]

Die Aussage der dritten Sentenz (aus Salomon) enthält in gewisser Weise ein Korrektiv zur zweiten Sentenz: „Ein unbeschwerter Sinn ist des Leibes Leben."

Dieses Befolgen des rechten Weges soll also nicht als unliebsamer Zwang verstanden werden. Mäßigung und emotionale Ausgeglichenheit sind sowohl Voraussetzung eines Lebens auf dem rechten Weg, als auch dessen Ergebnis.

---

[18] HARNACK, *Medicinisches* 89: „Das Evangelium ist als die Botschaft vom Heiland und von der Heilung in die Welt gekommen. Es wendet sich an die kranke Menschheit und verspricht ihr Gesundheit. Als Arzt ist Jesus in die Mitte seines Volkes getreten. Als Arzt des Leibes und der Seele schildern ihn die drei ersten Evangelien ... Er spricht nicht viel von der Krankheit, sondern er heilt sie ... Leibes- und Seelenkrankheiten unterscheidet er nicht streng – er nimmt sie als die verschiedenen Äußerungen des einen grossen Leidens der Menschheit"; vgl. BLOCH, *Byzantinische Medizin* 494.
[19] BRAUN, *An die Hebräer* 412f.: „Die Geleise, geradeaus führend, sollen den angestrengten Füßen, statt der drohenden Ausrenkung, Heilung verschaffen."; vgl. auch MICHEL, *Der Brief an die Hebräer* 449f.

Die Heilung der Seele ist wichtig für die Gesundheit des Körpers. Seelenruhe ist auch dem leiblichen Befinden zuträglich.[20]

Diese drei ersten Sentenzen bilden eine Art Einleitung in das Kapitel, in der das Zusammenspiel von Körper und Seele thematisiert wird.

Die jetzt folgenden Sentenzen behandeln Statusfragen des Arztberufes. Die vierte Sentenz (aus Jesus Sirach) beschreibt das Prestige des guten Arztes. In dem Abschnitt über den Arzt im Buch Jesus Sirach (38,1-15) steht dieser Gedanke in folgenden Kontext eingebunden: In einer Krankheit soll man den Arzt konsultieren, denn dafür hat ihn Gott bestimmt, und selbst die Könige ehren ihn (v. 1-3). Die Arzneien sind von Gott erschaffen, und die Menschen kennen ihre Wirkung (v. 4-6). Arzt und Apotheker helfen mit den Gaben Gottes (v. 7-8); der Kranke aber soll zu Gott beten und sein Herz von Sünden frei machen (v. 9-11). Auch der Arzt soll Gott um das Gelingen seiner Kunst bitten (v. 12-14). Sünde ist die Ursache von Krankheit (v. 15).[21]

Anders als bei der Original-Lektüre des Sirach wird in dem isolierten Zitat eine Überinterpretation des Status-Gedanken nahegelegt. Anderseits wird dieser Askpekt in der Gesamtschau der Zitate wieder relativiert. Damit rekonstruiert Pseudo-Maximus den Kontext des Zitates bzw. konstruiert ihn neu.

Ebenso wie die erste Sentenz des Kapitels, zugleich die erste aus dem Neuen Testament entnommene Sentenz, enthält auch die erste den Kirchenvätern entnommene Sentenz (5./5.) einen allgemeinen und unter diesen weit verbreiteten Gedanken: Letztendlich kommt die Heilung immer von Gott.[22] Dem Patienten sollte bewußt sein, daß die Anwendung einer geeigneten Therapie für eine Heilung notwendig ist; ob diese aber zu dem gewünschten Heilungserfolg führt, ist jedoch zum geringeren Teil Verdienst des Arztes. Dieser leitet durch seine Therapie einen Heilungsprozeß ein, die heilenden Kräfte aber kommen nicht von ihm, sondern von Gott. Die Sentenz beinhaltet damit einen Appell an Bescheidenheit, Schicksalsergebenheit und Frömmigkeit.

Die folgende sechste ebenfalls aus Basilius entnommene Sentenz grenzt das Bild des fähigen Arztes gegen das des unfähigen Arztes ab. Die Klage über schlechte Ärzte ist ein Topos bei den Kirchenvätern.[23]

---

[20] Vgl. RINGGREN, Sprüche 62; WIESMANN, Das Buch der Sprüche 47. – SCHERER, Das weise Wort 155f., stellt dar, daß die Verse 29f., die das Thema Langmut / Gelassenheit bzw. Jähzorn / Eifer, Mäßigung und emotionale Ausgeglichenheit also, behandeln, auf einen Königsspruch (v. 28) folgen. Diese Charaktereigenschaft sei aus dem Blickwinkel des Weisen eine der wichtigsten Tugenden eines Herrschers; er führt weitere Belege für einen geprägten Vorstellungszusammenhang an.

[21] Vgl. PETERS, Das Buch Jesus Sirach 310ff.

[22] Vgl. DIEPGEN, Studien zur Geschichte 13 (mit parallelen Stellen aus Kirchenvätern); FRINGS, Medizin und Arzt 12; DE VOGÜÉ, Medicina 1125.

[23] Vgl. FRINGS, Medizin und Arzt 48, mit weiteren Stellen zu schlechten Ärzten.

Die Sentenz −./7., ein späterer Zusatz von MaxII, sei bei der Analyse des Kapitels zunächst ausgespart.

Mittels nur dreier Sentenzen skizziert der Kompilator das Feld, mit dem sich ärztliches Handeln beschreiben läßt und gibt Kriterien zur Beurteilung. Der unfähige Arzt wird nicht durch die über allem waltende Gewalt Gottes seiner Verantwortung enthoben. Die Kompetenz des fähigen Arzt endet dort, wo Gottes Wirken über Erfolg oder Mißerfolg seiner Bemühungen entscheidet. Anders als der inkompetente Arzt wird der kompetente bei Mißerfolg entlastet. Versagt sein Können, dann ist es nicht seine Schuld, sondern der Wille des Herrn.

Die Sentenz 7./8. geht wie die ersten auf die Bedeutung des Seelischen ein. Die Gegenüberstellung von Seelen- und Körperheilung wird weiter unten in der Sentenz 10./12. noch einmal ausgeführt. Wie in der dritten Sentenz wird die Vorrangstellung der Heilung der Seele betont.[24] Dieser Themenkomplex ist im christlichen Teil dieses Kapitels mit dem anderen, der sich mit den die körperlichen Leiden therapierenden Arzte befaßt, verknüpft. Die beiden Themenbereiche werden nicht blockweise hintereinandergestellt, sondern durchdringen sich kunstvoll. Der Priester als der Seelenarzt ist kein Ersatz für einen Mediziner, der Arzt andererseits ist nicht nur Therapeut, sondern im Rahmen des ihm Möglichen auch religiöse Stütze.

Die Sentenz −./9., gleichfalls aus Gregor von Nazianz entnommen, gibt dem Patienten praktische Ratschläge. Dieser Hinweis an den Patienten könnte von einem Arzt so verstanden werden, daß er sich um das Vertrauen seines Patienten zu bemühen habe, damit dieser ihm nicht aus Angst oder Scham gesundheitliche Probleme verschweigt. In dieser Sentenz ist davon jedoch keine Rede, und auch die folgenden Sentenzen thematisieren dies nicht weiter. In der Sicht des Florilegiums ist der Patient in der Bringeschuld. Es sind praktische Überlegungen, die ihn dazu führen sollen, sich dem Arzt ganz zu offenbaren. Der Kompilator wechselt im folgenden wieder die Perspektive und geht erneut zur Sichtweise der Fachleute über.

Die folgende Sentenz 8./10. behandelt den Bereich der Prophylaxe durch abschreckende Wirkung. Ebenso wie in 2./2. fällt der gleichnishafte Charakter dieses Zitates auf. Auch Prediger verwiesen auf das Inferno, um die Hinwendung zu Gott und gottgefälligem Leben noch erstrebenswerter zu machen.

---

[24] FRINGS, *Medizin und Arzt* 37: „Der Arzt heilt den Körper, aber die Kirche beansprucht die Seelenheilung für sich: dies letztere ist viel bedeutender und wichtiger als die Gesundheit des Körpers, denn es besteht einhellige Übereinstimmung bei allen Vätern, daß die Seele wichtiger und mehr ist als der Körper, höher geschätzt werden muß als der Leib, der nur ein für viel Leid empfängliches, stoffliches Kleid für die Seele ist. Leben und Tod der Seele ist das Entscheidende, als weniger notwendig wird das Wohlergehen des Leibes betont"; vgl. ebd. S. 38; vgl. DIEPGEN, *Studien zur Geschichte* 8, sowie ebd., 54, zu weiteren Stellen der Aussage, daß die Seele kostbarer als der Körper ist.

Die Instrumente eines Arztes, Säge, Eisen etc.,[25] waren ein bestimmt furchteinflößender Anblick. Man durfte also davon ausgehen, daß durch Abschreckung und Angst die Menschen zu einem gewünschten Verhalten geleitet werden können. Wenn die Menschen aufgrund solcher Drohungen anschließend gesund lebten, war die Notwendigkeit einer ärztlichen Intervention nicht mehr gegeben. Ein diese Methode anwendender Arzt handelt seinen Patienten gegenüber verantwortungsvoll. Allerdings wird, wie in der obigen Sentenz, das Vertrauen des Patienten zum Arzt nicht thematisiert, sondern als gegeben vorausgesetzt. Der Hinweis, daß die „alten" Ärzte sich derart verhielten, läßt darauf schließen, daß zu Zeiten des Johannes Chrysostomus und vielleicht auch des Pseudo-Maximus, der ja diese Passage auswählte, dieses Verhalten von ihnen zwar als richtig anerkannt wurde, jedoch unter den Ärzten nicht mehr so verbreitet war.

Ab der folgenden Sentenz 9./11., die ebenfalls aus Johannes Chrysostomus stammt, werden die bislang umrissenen Themenkomplexe vertieft. Ähnlich wie in 6./6. wird ein Arzt vorgeführt, dessen Interventionen Schaden verursachen. Hinter dieser Aussage steht eine zu jener Zeit reale Gefahr: Der Titel eines Arztes war – wie man heute sagen würde – ungeschützt.[26] Wenn sich jemand als Arzt bezeichnete, war nicht a priori davon auszugehen, daß er auch sein Handwerk verstand. Gleichermaßen enthält diese Sentenz eine Warnung an den Laien. Eine Vielzahl von Kräutern und Heilpflanzen war für jedermann verfügbar und das Wissen über ihre Wirksamkeit über den Kreis der Ärzteschaft hinaus bekannt. Allerdings wird der Amateur nicht die gleiche Sicherheit in Diagnose, Heilmittelzubereitung und Therapie erreichen können wie der ausgebildete Arzt.

In der Sentenz 10./12. wird die Gegenüberstellung der Heilung der körperlichen und seelischen Leiden, die bereits in der Sentenz 7./8. thematisiert wurde, ein erneutes Mal aufgegriffen. Wie in der Folge der Sentenzen 6./6. und 7./8. folgt auch hier diese Aussage der Voranstellung der seelischen vor der körperlichen Heilung. Hier aber steht nicht mehr die Heilkunst im Mittelpunkt, sondern in konsequenter Erweiterung der vorangehenden Sentenz der Heiler selbst. Dadurch erhält 10./12. gegenüber 7./8., wie bereits 9./11. gegenüber 6./6., eine sittliche Komponente. Das Wort „Ehre" (τιμιώτερος) wird in diesem Zusammenhang dazu benutzt, den hierarchischen Unterschied zwischen Priestern und Ärzten zu beschreiben. Somit wird klar, daß dieser Unterschied von fundamentaler Natur ist.

Die in 5./5. implizit enthaltene Aussage, daß ein Arzt zwar die rechte Therapie anzuraten vermag, die Heilung jedoch von Gott kommt, wird in der letzten der christlichen Sentenzen 11./13. explizit ausgedrückt.[27] Im Gegensatz zu 5./5.,

---

[25] Vgl. FRINGS, *Medizin und Arzt* 52; KISLINGER, Medizin 463f.; BACHMANN, *Medizinisches* 80f.
[26] Vgl. BLOCH, *Übersicht* 569ff.
[27] Vgl. FRINGS, *Medizin und Arzt* 26, zu weiteren Definitionen des Arztes.

wo das Verhältnis eines Arztes zu Gott im allgemeinen erläutert wurde, liegt hier das Augenmerk auf dem praktischen Element. Wenn denn ein Arzt unwissend ist (vgl. 6./6.; 9./11.) liegt sein Wissen, so ist zu folgern, in dem Wissen um die eigene Beschränkung. Die erste und letzte der aus den Kirchenvätern entnommenen Sentenzen ergänzen sich also in ihren Aussagen, diese beiden Sentenzen bilden innerhalb des Kapitels eine inhaltliche Klammer.

Pseudo-Maximus hat sein Themenspektrum in den christlichen Sentenzen umrissen, die folgenden profanen Sentenzen führen dieses weiter aus. Die beiden ersten profanen Sentenzen zeichnen das Bild eines guten Arztes, und die drei folgenden das Bild eines schlechten Arztes. Die letzte Sentenz des Kapitels ist von allgemeinem Charakter.

Die erste profane Sentenz 12./14. greift den in 11./13. formulierten Gedanken auf und bestärkt ihn. Das Mögliche und Unmögliche, so ist aufgrund der voranstehenden Sentenzen zu schließen, ist in diesem Kontext nicht auf den Erfolg der Heilung bezogen, sondern auf die Anwendung der rechten Therapie und das Wissen um die Grenzen der eigenen Kompetenz.

Die Sentenz 13./15. verbindet den Begriff des Arztes mit dem des Freundes: Der Freundschaft ist in dem Florilegium des Pseudo-Maximus ein eigenes langes Kapitel (c. 6) gewidmet. In diesem wird die Freundschaft von verschiedenen Seiten her in Augenschein genommen: Zwar ist, so zeigt die Synopse der dortigen Sentenzen, die Freundschaft als Ideal erstrebenswert, in der Praxis jedoch stets von Verrat bedroht. Das Ideal des loyalen und unterstützenden Freundes wird hier nun auf den erfolgreichen Arzt übertragen, der dadurch, daß er hilft, sich wie ein idealer Freund verhält.

Die nun folgenden drei Sentenzen 14./16., 15./17. und 16./18. bedürfen keines Kommentars. Sie sind Beispiele für einen schwarzen Humor, der bis heute seine Wirkung zu entfalten im Stande ist und der uns im Zusammenhang mit Medizinern seltsam vertraut erscheint. Was zuvor in den christlichen Sentenzen distanziert und analytisch behandelt wurde, drückt sich in diesen antiken Zitaten unmittelbar und drastisch aus: die Kritik an Ärzten und ärztlichem Schaffen. Diese drei Sentenzen 14./16 bis 16./18. werden durch zwei (13./15.; –./19.) eingerahmt, die durch ihre Aussagen dem Witz die Schärfe nehmen und wieder auf das Ernsthafte des Gegenstandes verweisen. Die letzte Sentenz (–./19.) bildet einen versöhnlichen Schluß. Betont wird das zwischen Arzt und Patient bestehende reziproke Verhältnis: Ein Arzt kann seine Kunst nur zeigen, wenn er einen Patienten therapiert. Nur durch das Leiden anderer kann er Erfolge erzielen. Er ist auf deren Dankbarkeit und Fürsprache angewiesen, um wie in der vierten Sentenz beschrieben eine Position zu erlangen. Der Patient andererseits wird nach erfolgter Heilung seinem Arzt Dank wissen. Erst der Verlust der Gesundheit veranschaulicht deren Wert; ihre Wiedererlangung wird zum erstrebenswertesten Ziel.

Der Arzt als Persönlichkeit und das Handeln des Arztes – das sind die zentralen Anliegen dieses Kapitels[28] des Pseudo-Maximus. Dabei geht es darum, Orientierung zu geben und Kritikfähigkeit zu schärfen. Auffällig ist Distanz, mit der ärztliches Handeln als Tätigkeit gewertet wird, die innerhalb der irdischen Ordnung stattfindet und damit unterhalb der Arbeit der Kirche anzusiedeln ist. Der Arzt gilt als jemand, dessen Möglichkeiten beschränkt sind. Nur gute Ärzte können heilen, alles aber wird von Gottes Gnade gelenkt. Die Heilung der Seele ist deshalb um so viel wichtiger als die des Körpers, da die Seele unsterblich ist. Damit liegt dem Kapitel ein fatalistischer Grundton zugrunde: Körperliche Genesung ist zwar erstrebenswert, kann aber – im Gegensatz zur seelischen Genesung – nicht garantiert, wohl nicht einmal versprochen werden.

Der Aufbau dieses Kapitels stellt sich also wie folgt dar:

1./1.	Sinn des Arztberufes	Einleitung
2./2.	Rechter Lebenswandel heilt und hält gesund	aus
3./3.	Korrektiv zu 2./2.: Die Seele muß unbelastet sein	Patientensicht
4./4.	Prestige des guten Arztes	Statusfragen
5./5.	Sein Verhältnis zu Gott	
6./6.	Quacksalber versus Arzt	Statusfragen
7./8.	Vorrangstellung der Seelsorge	
–./9.	Auskunftspflicht des Patienten	psychische und
8./10.	Prophylaxe	physische Kriterien der Heilkunst
9./11.	Quacksalber versus Arzt	Kriterien der Beurteilung: sittlich
10./12.	Vorangstellung des Seelenheilers	
11./13.	Optimale Therapie, nicht Erfolg	Kriterien der Beurteil.: praktisch
12./14.	macht guten Arzt aus	
13./15.	Patienteneinschätzung des guten Arztes	versöhnliche Einleitung
14./16.	zynische	
15./17.	Patienteneinschätzung	schwarzer Humor
16./18.	des Arztberufes	
–./19.	Beifall für den guten Arzt	versöhnlicher Schluß

---

[28] Vgl. FRINGS, *Medizin und Arzt*, zu den bei den Kirchenvätern behandelten die Ärzte betreffenden Punkten.

Die Themenbereiche von 6./6. und 7./8. wiederholen sich mit leicht veränderter Blickweise in 9./11. und 10./12. Der in 5./5. implizit vorhandene Gehalt wird in 11./13. weiter ausgeführt. Damit werden innerhalb des christlichen Teils auf verschiedenen Ebenen Verbindungen geschaffen.

Der christliche und der profane Teil sind ohne Bruch aneinandergefügt, da die beiden betreffenden Sentenzen 11./13. und 12./14. dieselbe Thematik behandeln. Auf der anderen Seite könnten sowohl der christliche als auch der profane Teil des Kapitels für sich alleine bestehen: Das in den christlichen Sentenzen umrissene Themenspektrum ist in sich vollständig, die profanen Sentenzen fügen dem nichts weiteres hinzu. Andererseits bietet der profane Teil einen klaren Aufbau: Nach einer einleitenden Sentenz (12./14.) sind drei zynisch gefärbte Sentenzen von zweien versöhnlicher Natur umschlossen. Der profane Teil hat eine von dem christlichen Teil abweichende Färbung. In der Tat sind in anderen Kapiteln der *Loci communes* Hinweise vorhanden, daß ein ursprünglich profanes Florilegium sekundär mit christlichen Sentenzen angereichert wurde.[29] Für dieses Kapitel würde diese Hypothese bedeuten, daß die in den profanen Sentenzen angesprochenen Themenbereiche durch weitere dem christlichen Gedankengut entnommene erweitert wurden.

Der Kompilator der Zusätze von MaxII hat dieses Kapitel durch die Sentenz –./7. ergänzt, die den Ärzten einen praktischen Ratschlag gibt – ein Themenbereich, den die Urfassung der *Loci communes* nicht enthielt.[30]

Dafür, daß der Redaktor von MaxII die zusätzliche Sentenz an eben dieser Stelle einfügte, spricht ein formaler Grund: In den *Loci communes* stehen zumeist Sentenzen eines Verfassers hintereinander. Auch unsere Sentenz folgt auf eine andere desselben Autors (6./6.).

5. Einige Anmerkungen zur Rezipientengruppe

Die zu Anfang dieser Ausführungen aus Xenophon und Platon angeführten Zeugnisse zeigen, daß Florilegien seit der Antike für Zwecke der Bildung verwendet wurden. Zudem sollten sie, wie bereits Isocrates (*Ad Dem.* 12; vgl. Arist., *Rhet.* 1394a 19sqq.) bezeugt, zur Formung des Charakters dienen.

---

[29] Vgl. SCHMIDT, *Eine Demokrit-Sentenz* 176: In einem armenischen Florilegium, daß eine Übersetzung der *Loci communes* darstellt, fehlt der christliche Teil. Dieses läßt sich am leichtesten dadurch erklären, daß dies der ursprüngliche Zustand war.
[30] Vgl. FRINGS, *Medizin und Arzt* 84, zu dieser Stelle: „Es pflegt keine belanglose Forderung, sondern eine höchst wichtige Sache für die Befreiung von einer Krankheit zu sein, daß der Patient die Ursachen seiner Erkrankung genau kennenlernt; so wird er nach der Heilung nicht mehr in dieses Übel hineingeraten, weil er nun dessen Ursache vom Arzt kennengelernt hat und sich davor hüten kann."

Die Florilegien sind ein Zeugnis für die gewachsene Weisheit einer Kultur, die sie der Nachwelt zu überliefern trachten. Sie bewahren die Gedanken früherer Generationen, treffen eine Auswahl. Durch Zeugnisse der *Rhetorica ad Herennium* 4,17,24, und von Verfassern rhetorischer Schriften wie Hermogenes und Aphthonius ist bekannt,[31] daß die Kenntnis von Sprüchen zur Erlernung der eigenen Redekunst einen wichtigen Beitrag lieferte.

Ein der Kompilation der *Loci communes* zeitlich nahestehendes Zeugnis ist das des Photius aus dem 9. Jahrhundert, der selbst ein Florilegium kompilierte:

Ἡ δὲ συναγωγὴ ... ἐγένετο ... ἐπὶ τῷ ῥυθμίσαι καὶ βελτιῶσαι τῷ παιδὶ τὴν φύσιν ἀμαυρότερον ἔχουσαν πρὸς τὴν τῶν ἀναγνωσμάτων μνήμην ... Χρήσιμον δὲ τὸ βιβλίον τοῖς μὲν ἀνεγνωκόσιν αὐτὰ τὰ συντάγματα τῶν ἀνδρῶν πρὸς ἀνάμνησιν, τοῖς δ' οὐκ εἰληφόσι πεῖραν ἐκείνων, ὅτι διὰ συνεχοῦς αὐτῶν μελέτης οὐκ ἐν πολλῷ χρόνῳ πολλῶν καὶ καλῶν καὶ ποικίλων νοημάτων, εἰ καὶ κεφαλαιώδη, μνήμην καρπώσονται. Κοινὸν δ' ἀμφοτέροις ἡ τῶν ζητουμένων, ὡς εἰκός, ἀταλαίπωρος καὶ σύντομος εὕρεσις, ἐπειδάν τις ἀπὸ τῶν κεφαλαίων εἰς αὐτὰ τὰ πλάτη ἀναδραμεῖν ἐθελήσειε. Καὶ πρὸς ἄλλα δὲ τοῖς ῥητορεύειν καὶ γράφειν σπουδάζουσιν οὐκ ἄχρηστον τὸ βιβλίον.

„Diese Sammlung ist geschaffen, um das Kind zu erziehen und es besser zu machen in seiner Seele, die zu schwach ist für die Verarbeitung der Lektüre... Dieses Buch ist für diejenigen, die die Abhandlungen der Männer selbst kennen, für die Erinnerung nützlich; für diejenigen, die keine Bekanntschaft mit jenen haben, (nützlich), weil sie durch die beständige Beschäftigung mit diesen in nicht langer Zeit Erinnerung, wenn auch summarisch, an viele schöne vielfältige Gedanken gewinnen. Gemeinsam für beide ist, wie es scheint, die mühelose und in kurzer Zeit erfolgende Auffindung des Gesuchten, wenn jemand von den Überschriften her in die Breite gehen will. Und außerdem ist das Buch für diejenigen, die reden oder schreiben möchten, nicht unnütz."
(*Photii Bibliotheca*, cod. 167, ed. R. HENRY II, Paris 1960, 149,22-24; 159,22-31).

Neben den Bedürfnissen des Unterricht und der weniger gebildeten Menschen waren Florilegien also auch für die Gebildeten, wenn sie weitschweifige Untersuchungen meiden wollten, von großem Nutzen. Ob nämlich dieses Kapitel eher der akademischen Unterweisung oder dem praktischen Nutzen gedient haben wird, mag der Einzelfall entschieden haben. Seiner Natur nach ist die Spruchsammlung für beide Zwecke geeignet. Sie versteht sich allerdings weniger als Leitfaden, sondern versucht innerhalb einer groben Richtung unterschiedliche Facetten eines Themas darzustellen. Ein eindeutiger Adressat ist nicht auszumachen. Im Umfeld des Pseudo-Maximus spricht dieses Kapitel zu jedem Interessierten. Als Verhaltenscodex gibt das Ärztekapitel Ärzten und Patienten Hinweise, ebenso aber Predigern und Sündern, wobei diese analytische Trennung in der Praxis meist keine Rolle gespielt haben dürfte.

---

[31] Vgl. HOCK / O'NEIL, *The Chreia* 35-41.

6. Einbindung in das geistige Leben der Entstehungszeit

Nachdem in den beiden voranstehenden Abschnitten eine Analyse des Kapitels „Über die Ärzte" sowie eine Bestimmung der Bedürfnisse, für welche Florilegien kompiliert wurden, erfolgt ist, seien im folgenden diese Ergebnisse im Kontext des geistigen und sozio-kulturellen Umfeldes betrachtet.

Die mit dem Aufkommen des Christentums mitunter geäußerte Forderung nach der vollständigen Ablehnung medizinischer Intervention wird in diesem Kapitel nicht vertreten. Medizinische Anwendungen werden jedoch als hinter dem Vertrauen auf Glauben und Gebet zurückstehende Möglichkeiten der Therapie aufgefaßt. Dem Arzt wird mit begründeter Distanz bzw. Kritik begegnet.

Es mag zudem angehen, daß sich in dem Schwerpunkt dieses Kapitels persönliche Erfahrungen des Kompilators selbst oder seines Umfeldes widerspiegeln. Bekanntlich gingen unter dem Einfluß des Christentums zwar die Kenntnisse in der medizinischen Wissenschaft gegenüber Antike und Spätantike zurück, die Krankenpflege hingegen erhielt großen Aufschwung.[32] So sind die öffentlichen Krankenhäuser byzantinischen Ursprungs, das älteste wurde 370 vom Heiligen Basilius in Caesarea gegründet. Bald gab es Stiftungen für auf der Reise Erkrankte, für ausgesetzte Kinder, für Leprakranke etc. Manche Krankenhäuser hatten die Größe einer kleinen Stadt. Spezielle Aufseher suchten die hilflosen Kranken auf und geleiteten sie ins Spital.[33] Seit etwa dem 8. Jahrhundert waren an größere Klöster Krankenhäuser (*domus medicorum*) angeschlossen, für kleinere ist bekannt, daß kranke Mönche durch herbeigerufene externe Ärzte behandelt wurden.[34]

Das Mißtrauen den Ärzten gegenüber, sowie die Meinung, daß ein Arzt durch seine Therapie bisweilen eher schade als nutze, werden auf den allgemeinen Niedergang der Wissenschaften nach Aufkommen des Christentums zurückzuführen sein. Dem oben dargestellten Charakter von Florilegien gemäß ist dieses Mißtrauen den Ärzten gegenüber eher auf praktische Erfahrung und Nutzanwendung zurückzuführen denn auf die von den Kirchenvätern des öfteren geäußerte Auffassung, daß die Medizin eine heidnische Kunst und als solche grundsätzlich mit Mißtrauen zu betrachten ist.[35]

Es hat den Anschein, als ob der Kompilator der *Loci communes* keine Ausnahme zu seiner Zeit gebildet hat. Auch ihm scheinen medizinische Kenntnisse gefehlt zu haben. Pseudo-Maximus, der seine Kapitel aus vielen verschiedenen und vielartigen Quellen kompilierte, hat sich bei der Kompilation des Kapitels

---

[32] Vgl. KRUG, *Heilkunst* 221.
[33] BLOCH, *Byzantinische Medizin* 499ff.; DIEPGEN, *Geschichte der Medizin* 171f.
[34] Vgl. ZIMMERMANN, *Medicina* 1131.
[35] BLOCH, *Byzantinische Medizin* 492ff.; KRUMBACHER, *Geschichte* 614.

„Über die Ärzte" mit Ausnahme der aus Demades entnommenen Sentenz für die profanen Sentenzen ausschließlich auf das *Corpus Parisinum* beschränkt. Dabei wären gerade für dieses Kapitel zahlreiche weitere Autoren als Quellen denkbar. So wären beispielsweise aus Hippokrates sentenziöse Exzerpte extrahierbar, man vergleiche nur die Exzerptenzusammenstellung von W. MÜRI, *Der Arzt im Altertum,* München 1938. Auch spätere Ärzte und medizinische Schriftsteller wie Oribasius, Aetius von Amida, Alexander von Tralles oder Paulus von Aegina[36] werden nicht in das Florilegium aufgenommen. Die Ärzte kommen mit Ausnahme des Herophilus in diesem Kapitel nicht zu Wort (wobei dem Kompilator, der das verstümmelte Lemma Trophilus aus seiner Quelle übernahm, nicht bewußt war, daß es sich bei 12./14. um einen Abschnitt aus Herophilus handelt), das Kapitel besteht aus Aussagen diverser nichtmedizinischer Schriftsteller über Ärzte.

Dieses scheint auf verschiedene Faktoren zurückzuführen zu sein: Der überwiegende Teil der Sentenzen ist aus älteren Florilegien geschöpft; ein auf Vollständigkeit zielender enzyklopädischer Anspruch ist nicht vorhanden; und ein tiefergehendes Interesse des Kompilators an diesem Thema war nicht gegeben. So bietet sich dieses Kapitel zwar durchdacht, jedoch auch oberflächlich dar.

7. Gegenüberstellung mit den Kapiteln „Über die Ärzte" in weiteren Florilegien

Zuerst seien die in thematische Kapitel untergliederten älteren Sammlungen, die Pseudo-Maximus gewöhnlich als Quelle heranzog, betrachtet, das profane Florilegium des Stobaeus und das christliche Florilegium des [Ioannes Damascenus]. Die Spruchsammlung aus Democrit, Epictet und Isocrates (DIE) enthält kein gleichlautendes Kapitel.

Das Florilegium des Stobaeus, das Pseudo-Maximus als wichtigste Quelle nach dem *Corpus Parisinum* herangezogen hat, hat er in seinem Kapitel „Über die Ärzte" nicht verwendet, obgleich es ein gleichnamiges Kapitel enthält (4,38). Dieses hat inhaltlich mit den *Loci communes* übereinstimmende Sentenzen: Ein Arzt freut sich über Erkrankungen (5, 6), seiner Therapie wird mit Mißtrauen begegnet (2), er tötet mitunter seine Patienten (6a). Insgesamt ist der Charakter dieses Kapitels jedoch ein anderer als der des Pseudo-Maximus. Stobaeus führt vor allem Sprüche aus Komikern und anderen in Versen verfaßter Texte an. Sein Kapitel erhält dadurch einen leichteren, humorvollen Anschein, der von der Ernsthaftigkeit, aber auch dem Zynismus des Kapitels der *Loci communes* weit entfernt ist.

---

[36] Vgl. zu deren Schriften z.B. DIEPGEN, *Geschichte der Medizin* 162ff.

Von den Sprüchen in dem Kapitel „Über die Ärzte" der *Sacra Parallela* (PG 96, 61) hat Pseudo-Maximus vor allem diejenigen nicht aufgenommen, in denen sich positiv über die Ärzte geäußert wird (Ecclesiastes, Basilius, Philo). Offenkundig erschien ihm eine größere Anzahl von positiven Sprüchen als er sie bereits aufgenommen hatte, als nicht vertretbar. In der jüngeren von den *Loci communes* abhängigen Florilegienliteratur wird dieses Kapitel rezipiert.

Das *Florilegium Rossianum*, eine in zwei Handschriften, dem Vat. Ross. 736 (= Gr. 10) und dem Vat. Barb. gr. 522, überlieferte anonyme unedierte Sammlung folgt dem Aufbau ihrer Hauptquelle, der Fassung MaxU der *Loci communes* weitgehend. Als weitere Quellen werden das *Florilegium Atheniense* und das *Patmosflorilegium* herangezogen.[37] In seinem Kapitel über die Ärzte (c. 42) folgt es durchgehend dem Kapitel der *Loci communes*.

Das *Florilegium Laurentianum*, ein unediertes anonymes Florilegium, das in der Handschrift Laur. Plut. 8. 22 teilweise erhalten ist, hatte, wie aus dem Index hervorgeht, zwar ein entsprechendes Kapitel (περὶ ἰατρῶν καὶ ἰατρείας ψυχῆς καὶ σώματος), dieses ist jedoch nicht erhalten.[38] Eine der wichtigsten Quellen ist die Redaktion MaxII der *Loci communes;* Aussagen, ob deren entsprechendes Kapitel herangezogen wurde, können nicht getroffen werden.

Pseudo-Antonius zieht als Hauptquellen die Fassung MaxII der *Loci communes* und die *Sacra Parallela* heran, des weiteren die Sammlung DIE, Theognis und entweder das Florilegium des Joannes Georgides oder das *Florilegium Marcianum*.[39] Bei dem „Mönch Antonius" scheint es sich um eine fiktive und keine historische Person zu handeln.[40] Die Sammlung im 10. oder 11. Jahrhundert entstanden.[41] Pseudo-Antonius hängt in seinem Kapitel (I 56, ed. *Antonii monachi cognomento Melissae sententiae sive loci communes ex sacris et profanis auctoribus collecti*, PG 136[42] coll. 765-1244, coll. 952C-953B) über die Ärzte fast vollständig von den *Loci communes* ab. Er hat zu Beginn seines Kapitels die Sentenzen bis 6./6. der *Loci communes* in derselben Folge wie diese, anschließend 8./10., 9./11. (bis χρήσεται), 10./12., 11./13., 13./15., 15./17., 16./18., -./19. Die darauf folgenden letzten drei seiner Sentenzen hat Pseudo-Antonius zwei anderen seiner Quellen, der Sammlung DIE[43] und dem Florilegi-

---

[37] Vgl. RICHARD, *Florilèges spirituals* 497f., n. 8; IHM, *Zum Florilegium Rossianum*.
[38] Vgl. WACHSMUTH, *De florilegio Laurentiano;* LELLO-FINUOLI, *Il Florilegio Laurenziano*.
[39] Vgl. SCHENKL, *Die epiktetischen Fragmente* 524ff.; ODORICO, *Jo. Georg.* 34.
[40] Vgl. RICHARD, *Florilèges spirituals* 492-494, n. 2.
[41] Vgl. ODORICO, *Jo. Georg.* 34; RICHARD, *Florilèges spirituals* 494; vgl. des weiteren FEDWICK, *The citations of Basil* 32-35; GOULET-CAZÉ, *Antonius Melissa*.
[42] Für die Ausgabe in der PG wurde die griechische Ausgabe GESNERS von 1546 mit der 1560 nachgedruckten lateinischen Übersetzung zugrunde gelegt; vgl. RICHARD, *Florilèges spirituals* 492-494.
[43] WACHSMUTH, *Gnomologium Byzantinum*.

Die Kapitel „Über die Ärzte" 63

um des Johannes Georgides, entnommen. Vor dem ersten dieser drei Sprüche steht in der Ausgabe der PG das Lemma Demetrius, welches in keiner der Quellen vorhanden ist. Ob dieses Lemma in der Tat bei Pseudo-Antonius zu schreiben ist, ist erst nach einer kritischen Edition dieses Florilegiums zu entscheiden.

Τοῖς μὲν νοσοῦσιν ἰατρούς, τοῖς δὲ ἀτυχοῦσι φίλους δεῖ παρεῖναι.
„Den Kranken sollen Ärzte, und den Unglücklichen Freunde helfen."
= WACHSMUTH, *Florilegium Byzantinum* 169 (anon.) (= MEINEKE, *Florilegium Monacense* 77; WACHSMUTH, *De Gnomologio Palatino* 127; BEYNEN, *Florilegium Leidense* 76; BYWATER, *Gnomologium Baroccianum* 110[44])

Καὶ ἰατρὸν καὶ φίλον οὐ τὸν ἴδιον, ἀλλὰ τὸν ὠφελιμώτερον ἐκλέγεσθαι δεῖ.
„Sowohl als Arzt als auch als Freund ist nicht ein angenehmer, sondern ein nützlicherer zu wählen."
= WACHSMUTH, *Florilegium Byzantinum* 170 (anon.) (= MEINEKE, *Florilegium Monacense* 76; WACHSMUTH, *De Gnomologio Palatino* 128; BEYNEN, *Florilegium Leidense* 75; BYWATER, *Gnomologium Baroccianum* 154)[45]

Σοφὸς ἀκούσας παρὰ ἰδιώτου ἰατροῦ, ὅτι Γέρων γέγονας, ἔφη· "Ὅτι οὐκ ἐχρησάμην ἰατρῷ.
„Ein Weiser hörte von einem stümperhaften Arzt, daß er alt geworden sei, und antwortete: Weil ich keinen Arzt hinzugezogen habe."
= Johannes Georgides δ 7 ODORICO (anon.)

Pseudo-Antonius hat also in diesem Kapitel zuerst seine Hauptquelle, und anschließend zwei weitere Quellen herangezogen und mechanisch hintereinandergestellt. Eine kreative Eigenleistung ist nicht erkennbar. Seine ersten beiden

---

[44] Dieser Spruch steht auch in den *Loci communes*, und zwar in c. 18 (Περὶ εὐτυχίας καὶ δυστυχίας) als Sentenz 25./24. (nach Plutarch), sowie in einer Reihe weiterer Florilegien: Unter dem Lemma Plutarch ist diese Sentenz im ersten Teil des *Corpus Parisinum* (f. 83v, 9-11; = STERNBACH, *Excerpta Parisina* 69 n. 9 [11]) vorhanden, mit dem Lemma Socrates steht die Sentenz bei Stobaeus 4,48,31 (Ὅτι οἱ ἀτυχοῦντες χρῄζουσι τῶν συμπασχόντων); und anonym in der *Appendix Vaticana* 1,236 (ed. STERNBACH, *Appendix Vaticana*) und in den *Gnomica Homoiomata* 15 (ed. ELTER, *Γνωμικὰ ὁμοιώματα*). Diese Sentenz wurde in einige Fragmentsammlungen aufgenommen: [Plu.], *fr. inc.* 62, ed. BERNARDAKIS, *Plutarchi Moralia* vol. 7,157; *Pythagoreorum et Aliorum Sententiae* 71, ed. MULLACH, *Fragmenta Philosophorum* Bd. 1,491; *Democriti fragmenta spuria* 31, ed. MULLACH ebd. 1,381; *Socrates* I C 320, ed. GIANNANTONI, *Socraticorum Reliquiae* Bd. 1,126.
[45] Diese Sentenz steht nach dem Lemma DIE auch in den *Loci communes*, c. 6 (Περὶ φίλων καὶ φιλαδελφίας), nr. 94./129., sowie im dritten Teil des *Corpus Parisinum* (ff. 142v, 21 – 143r, 2), und in den *Gnomica Homoiomata* 31 (ed. ELTER) mit dem Lemma Diogenes.

nicht aus den *Loci communes* stammenden Sentenzen führen das dort in 13./15. angesprochene Thema der Verbindung von Arzt und Freund weiter aus. Auch das *Patmosflorilegium*,[46] eine anonyme auch als *Melissa Augustana* bezeichnete Sammlung, zieht als eine wichtige Quelle die *Loci communes* heran. Eine weitere wichtige Quelle ist/sind eine (oder mehrere) Rezension(en) der *Sacra Parallela*. Es ist nach dem Vorbild der *Loci communes* in thematische Kapitel gegliedert, in denen zuerst die christlichen, dann die profanen Sprüche stehen. Das 52. Kapitel handelt über die Ärzte. Es ist aus den beiden Hauptquellen *Loci communes* und *Sacra Parallela* übernommen:

Patm. c. 52,1 (Ev.) = *Loci communes* c. 43,1./50,1.
Patm. c. 52,2 (Ap.) = *Loci communes* c. 43,2./50,2.
Patm. c. 52,3 (Iob) = *Sacra Parallela* codd. VDR SARGOLOGOS
Patm. c. 52,4 (Solom.) = *Loci communes* c. 43,3/50,3.
Patm. c. 52,5 (Sir.) = *Sacra Parallela* codd. VDR SARGOLOGOS
Patm. c. 52,6 (Sir.) = *Sacra Parallela* codd. RD SARGOLOGOS + *Loci communes*
c. 43,4./50,4.
Patm. c. 52,7 (Sir.) = *Sacra Parallela* codd. VD SARGOLOGOS
Patm. c. 52,8 (Sir.) = *Sacra Parallela* codd. VDR SARGOLOGOS
Patm. c. 52,9 (Basil.) = *Loci communes* 43,5./50,5.
Patm. c. 52,10 (Basil.) = *Loci communes* c. 43,6./50,6.
Patm. c. 52,11 (Basil.) = *Loci communes* c. 43.–./50,7.
Patm. c. 52,12 (Greg. Naz.) = Gregor v. Nazianz
Patm. c. 52,13 (Jo. Chrys.) = *Loci communes* c. 43,8./50,10.
Patm. c. 52,14 (Jo. Chrys.) = *Loci communes* c. 43,9./50,11.
Patm. c. 52,15 (Greg. Nys.) = *Loci communes* c. 43,10./50,12.
Patm. c. 52,16 (Phil.) = *Sacra Parallela* codd. VD SARGOLOGOS
Patm. c. 52,17 (Didym.) = *Loci communes* c. 43,11./50,13
Patm. c. 52,18 (Trophil.) = *Loci communes* c. 43,12./14.
Patm. c. 52,19 (Nicocl.) - 21 (Statonic.) = *Loci communes* c. 43,14./50,16. –
43,16./50,18.

Der profane Teil hängt vollständig von den *Loci communes* ab. Im christlichen Teil sind die Sprüche aus den beiden Hauptquelle derart ineinandergearbeitet, daß dem alten Testament bzw. demselben Autor gehörende Sprüche hintereinander stehen. Dabei werden aus Autoren, die sowohl in dem Kapitel der *Loci communes* als auch in dem der *Sacra Parallela* vorkommen, die Sprüche aus den *Sacra Parallela* in einer Position in das Kapitel aufgenommen, die der Stellung des jeweiligen Autors in dem Kapitel der *Loci communes* entspricht. Aus

---

[46] Ed. SARGOLOGOS, *Un traité;* vgl. KINDSTRAND, *Florilegium Baroccianum.*

den *Sacra Parallela* aufgenommene Sprüche aus Autoren, die die *Loci communes* in diesem Kapitel nicht haben, werden an eine Position gestellt, die der des jeweiligen Autors in anderen Kapiteln der *Loci communes* entspricht (Sprüche aus Hiob oder Sirach stehen in den *Loci communes* stets nach den neutestamentlichen Sprüchen, Exzerpte aus Philo gegen Ende des christlichen Kapitelabschnittes). Eine inhaltliche Verstärkung der für die *Loci communes* herausgearbeiteten Themenbereiche erfolgte durch die Sprüche aus den *Sacra Parallela* nicht:

Patm. c. 52,3: ὑμεῖς ἐστε ἰατροὶ ἄδικοι καὶ ἰαταὶ κακῶν πάντες. (Hiob 13,4)
„Aber ihr seid Lügentüncher und seid alle unnütze Ärzte."

Dieser Spruch steht nach den beiden ersten und vor dem dritten der *Loci communes*, innerhalb derjenigen Sprüche also, die eine Einleitung in das Kapitel der *Loci communes* bilden. In diesen Kontext fügt sich der aus Hiob entnommene Spruch nicht.

Die Sprüche *Patm.* c. 52,5. 7. 8 sind weitere Exzerpte aus dem Abschnitt des Sirach über die Ärzte (Sir 38,1. 12. 15). Sie gruppieren sich um den auch in den *Loci communes* enthaltenen Spruch aus Sir. 38,2-3 (*Patm.* c. 52,6). Für den Kompilator der *Loci communes* ist es untypisch, aus einer Schrift der Bibel vier Sprüche zu entnehmen, sein Betreben war es vielmehr, in seinem thematischen Kapitel die Aussagen verschiedener Texte zu diesem Themenbereich zu vereinen. Sein Anspruch stellt gegenüber dem des Kompilators des *Patmosflorilegiums* eine kreativere Eigenleistung dar.

Patm. c. 52,16: Ἀγαθὸς ἰατρὸς οὐ μιᾷ ἡμέρᾳ τῷ νοσοῦντι πάντα ἀθρόα τὰ ὑγιεινὰ ἐπιφέρειν ἐθελήσειεν, εἰδὼς βλάβην ἐργασάμενος μᾶλλον ἢ ὠφέλειαν, ἀλλὰ διαμετρησάμενος τοὺς καιροὺς ἐπιδιανέμει τὰ σωτήρια ἄλλοτε ἄλλα προστιθείς, πράως ὑγείαν ἐμποιεῖ. (Philo Alex., *Quaestiones in Exodum*, ed. F. PETIT II 25d, 261)
„Ein guter Arzt ist nicht bestrebt, dem Kranken an einem Tag alles Heilsame auf einmal zuzuführen, weil er weiß, daß er dadurch eher Schaden als Nutzen verursacht, sondern, indem er die günstigen Momente wahrnimmt, teilt er von den Heilmitteln bald dieses, bald jenes aus und verabreicht es, und leicht stellt er Gesundheit wieder her."

Diese Sentenz steht zwischen den aus den *Loci communes* übernommenen Sentenzen 10./12., die die Vorrangstellung des Seelenheilers beschreibt, und 11./13., die darstellt, daß eine optimale Therapie, nicht Heilungserfolg, einen guten Arzt ausmacht. Die Philosentenz beschreibt die in 11./13. angesprochene optimale Therapie näher, verbindet diese aber mit dem Gedanken, daß aufgrund dieser Therapie die Gesundheit des Patienten wiederhergestellt wird. Diese Aussage steht im Widerspruch zu dem im Kapitel der *Loci communes* mehrfach geäußerten Gedanken, daß ein guter Arzt zwar eine angemessene Therapie verschreiben mag, die Heilung letztendlich Gott zu verdanken ist. In dem Kapitel des *Patmosflorilegiums* sind keine weiteren Hinweise vorhanden, daß sein Kompilator die Aussagen des Kapitels der *Loci communes* diskursiv behandeln oder erweitern wollte. Es soll daher die Vermutung geäußert werden, daß dem Kompilator des *Patmosflorilegiums* der durch die Aufnahme der Philosentenz entstehende Widerspruch entgangen ist.

Es zeigt sich, daß die jüngeren von Pseudo-Maximus abhängigen Florilegien das Kapitel der *Loci communes* übernehmen und es zum Teil mit Sprüchen aus ihren anderen Quellen ergänzen. Diesen Kompilatoren war es nicht daran gelegen, durch Auswahl und Anordnung ihrer Sentenzen eine spezielle Aussage zu übermitteln, sie schrieben ihre Quellen aus.

8. Schluß

Diese Untersuchungen haben ergeben, daß Pseudo-Maximus aus der Vielzahl möglicher und in seinen Quellen vorhandener Themenbereiche sein Kapitel auf zwei Bereiche fokussiert hat: Die Heilung der Seele als die erhabenste Form der Heilung und die Vermittlung von Orientierung und Kritikfähigkeit im Umgang mit dem Arzt. Die jüngeren Florilegien vermitteln durch die Auswahl der Sentenzen dem gegenüber kein Aussagen-Bündel, dem man ein vergleichsweise klares Anliegen zuordnen könnte.

Mehr als in zahlreichen anderen Kapiteln hat Pseudo-Maximus sich in diesem Kapitel auf die Aufnahme von eng umrissene Aussagen enthaltende Sentenzen beschränkt. Neben der durch den Glauben geprägten Annahme der Priorität der Seelenheilung vor der Heilung körperlicher Leiden vermittelt dieses Kapitel wohl die zeitgenössische Erfahrung mit Ärzten. Die von Pseudo-Maximus für wichtig erachteten Punkte decken sich mit dem überlieferten Wissen von ärztlicher Praxis byzantinischer Zeit: Durch den Niedergang medizinischen Wissens war die ärztliche Intervention für den Patienten risikoreicher als noch in der Antike. Ob ein Arzt mit gelernter oder angemaßter Kompetenz therapierte, war meist vor Beginn der Behandlung nicht erkennbar.

Quellen / Literatur:

BACHMANN, U., *Medizinisches in den Schriften des griechischen Kirchenvaters Johannes Chrysostomos*, Düsseldorf 1984.

BAITER, G. / SAUPPE, H., *Fragmenta oratorum Atticorum*, in: Oratores attici, Zürich 1850 (Nachdruck Hildesheim 1967), 127-355.

BARNS, J., *A new Gnomologium: With some remarks on gnomic Anthologies*, in: The Classical Quarterly 44 (1950), 126-137 und 45 (NS. 1) (1951), 1-19.

BERNARDAKIS, G.N., *Plutarchi Chaeronensis Moralia 7*, Leipzig 1893.

BEYNEN, R., *Florilegium Leidense (e cod. Voss. gr. Q 13, s. 15), Specimen academicum inaugurale, quo continentur* γνῶμαι κατ' ἐκλογὴν ἐκ τῶν Δημοκρίτου Ἐπικούρου καὶ ἑτέρων φιλοσόφων καὶ ποιητῶν καὶ ῥητόρων, Leiden 1837.

BLOCH, I., *Byzantinische Medizin*, in: Handbuch der Geschichte der Medizin, Bd. 1: Altertum und Mittelalter (hrsg. von M. NEUBURGER / J. PAGEL), Jena 1902 (Nachdruck Hildesheim / New York 1971), 492-568.

BLOCH, I., *Übersicht über die ärztlichen Standesverhältnisse in der west- und oströmischen Kaiserzeit*, in: Handbuch der Geschichte der Medizin, Bd. 1: Altertum und Mittelalter (hrsg. von M. NEUBURGER / J. PAGEL), Jena 1902 (Nachdruck Hildesheim / New York 1971), 569-588.

BRAUN, H., *An die Hebräer* (Handbuch zum neuen Testament 14), Tübingen 1984.

BYWATER, I., *Gnomologium Baroccianum: Sententiae graecae CCLXIII e codice Bodleiano inter Baroccianos L. descriptae*, Oxford 1878.

DIEPGEN, P., *Geschichte der Medizin 1*, Berlin 1949.

DIEPGEN, P., *Studien zur Geschichte der Beziehungen zwischen Theologie und Medizin im Mittelalter*, Berlin 1922.

ELTER, A., *De Gnomologiorum Graecorum Historia atque Origine, Natalicia Regis Augustissimi Guilelmi II ...*, Bonn 1893, 15-70.

ELTER, A., Γνωμικὰ ὁμοιώματα *des Socrates Plutarch Demophilus Demonax Aristonymus u.a. 1-5*, Univ.-Progr. Bonn 1900-1904.

FALCO, V. DE, *Demade Oratore. Testimonianze e Frammenti 2* (Collana di Studi greci 25) Neapel 2. Aufl. 1954.

FEDWICK, P.J., *The citations of Basil of Caesarea in the Florilegium of the Pseudo-Antony Melissa*, in: Orientalia Christiana Periodica 45 (1979), 32-44.

FRINGS, H.J., *Medizin und Arzt bei den griechischen Kirchenvätern bis Chrysostomos*, Bonn 1959.

FUNK, K., *Untersuchungen über die lucianische Vita Demonactis*, in: Philologus Suppl. 10 (1907), 561-674.

HARNACK, A., *Medicinisches aus der ältesten Kirchgeschichte*, Leipzig 1892.

GIANNANTONI, G., *Socraticorum Reliquiae,* Bd. 1-4 (Elenchos: Collana di testi e studi sul pensiero antico 7), Neapel 1983.
GOULET-CAZE, M.-O., *Antonius Melissa (n. 226),* in: Dictionnaire des Philosophes antiques 1, Paris 1989, 260f.
HOCK, R.F. / O'NEIL, E.N., *The Chreia in ancient Rhetoric,* Bd. *1: The Progymnasmata* (Society of Biblical Literature: Texts and Translations 27. Graeco-Roman Religion Series 9), Atlanta 1986.
HORNA, K., *Gnome,* in: RE Suppl. 6, Stuttgart 1935, 74-89.
IHM, S., *Xenophon und „Maximus",* in: Eranos 97 (1999), 68-85.
IHM, S., *Zum Florilegium Rossianum,* in: Revue d'Histoire des Textes 26 (1996), 1-23.
KISLINGER, E. / VOLKS, R., *Medizin,* in: Lexikon des Mittelalters 6, Stuttgart / Weimar 1999, 459-464.
KINDSTRAND, J.F., *A gnomological Collection related to the Corpus Parisinum,* in: ΛΕΙΜΩΝ. Studies presented to Lennart Rydén on his sixty-fifth Birthday (hrsg. von J.O. ROSENQUIST = Acta Universitatis Upsaliensis, Studia Byzantina Upsaliensia 6), Uppsala 1996, 143-166.
KINDSTRAND, J.F., *Florilegium Baroccianum and Codex Hierosolymitanus Sancti Sepulchri 255,* in: Byzantion 54 (1984), 536-550.
KINDSTRAND, J.F., *Florilegium e Basilio Magno ineditum,* in: Eranos 83 (1985), 113-124.
KINDSTRAND, J.F., *Gnomologium Byzantinum and Codex Clarkianus 11,* in: Byzantion 60 (1990), 164-182.
KRUG, A., *Heilkunst und Heilkult. Medizin in der Antike,* München 1985.
KRUMBACHER, K., *Geschichte der byzantinischen Literatur von Justinian bis zum Ende des Oströmischen Reiches,* München 2. Aufl. 1897.
LELLO-FINUOLI, A.L. DI, *Il Florilegio Laurenziano,* in: Quaderni Urbinati 4 (1967), 139-173.
MATINO, G., *Per la storia dei Florilegi Bizantini,* in: Studi bizantini e neogreci, Atti del IV Congresso Nazionale di studi bizantini, Lecce, 21-23 aprile 1980, Calimera, 24 aprile 1980 (hrsg. von P.L. LEONE), Galatina 1983, 381-385.
MATINO, G., *Una nuova recensione dello Gnomologio 'Democrito-Epitteto',* in: Bolletino dei Classici, Serie 3/2 (1981), 104-117.
MEINEKE, A., *Florilegium Monacense, Joannis Stobaei Florilegium 4,* Leipzig 1857, 267-290 (verbesserter Neudruck von: C. WALZ, *Arsenii Violetum,* Stuttgart 1832, 494-512 [e cod. Mon. gr. 8, f. 39ff.]).
MICHEL, O., *Der Brief an die Hebräer* (Kritisch-Exegetischer Kommentar über das Neue Testament, 13. Abteilung), Göttingen 1966.
MULLACH, F.W., *Fragmenta Philosophorum Graecorum 1-3,* Paris 1869-1881 (Nachdruck Aalen 1968).

ODORICO, P., *Il „Corpus Parisinum" e la fase costitutiva dei Florilegi sacroprofani*, in: Studi bizantini e neogreci, Atti del IV Congresso Nazionale di studi bizantini, Lecce, 21-23 aprile 1980, Calimera, 24 aprile 1980 (hrsg. von P.L. LEONE), Galatina 1983, 417-429.

ODORICO, P., *Il prato e l'ape: Il sapere sentenzioso del monaco Giovanni [Joannes Georgides]* (Wiener Byzantinische Studien 17), Wien 1986.

ODORICO, P., *Lo Gnomologium byzantinum e la recensione del Cod. Bibl. Nat. Athen. 1070*, in: Rivista di Studi bizantini e slavi 2, Bologna 1982, 41-70.

PACK, R.A., *The greek and latin literary texts from Greco-Roman Egypt*, Ann Arbor 2. Aufl. 1965.

PETERS, N., *Das Buch Jesus Sirach* (Exegetisches Handbuch zum Alten Testament 25), Münster 1913.

PHILLIPS, M.B., *Loci communes of Maximus the Confessor*, Saint Louis University 1977 (Mikrofilm).

PICCIONE, R.M., *Sulle Fonti e le Metodologie compilative di Stobeo*, in: Eikasmos 5 (1994), 281-317.

RICHARD, M., *Florilèges spirituals*, in: Dictionnaire de spiritualité 5, Paris 1964, 475-512.

RINGGREN, H. / WEISER, A. / ZIMMERLI, W., *Sprüche / Prediger / Das hohe Lied / Klagelieder / Das Buch Esther, übersetzt und erklärt* (Das Alte Testament, Deutsch, Teilbd. 16), Göttingen 2. Aufl. 1967.

SARGOLOGOS, É., *Un traité de vie spirituelle et morale du XIe siècle: le florilège sacro-profane du manuscrit 6 de Patmos*, Thessaloniki 1990.

SCHENKL, H., *Die epiktetischen Fragmente* (Sitzungsberichte der Kaiserlichen Akademie der Wissenschaften, Philosophisch-Historische Classe 115 [1887]), Wien 1888.

SCHENKL, H., *Das Florilegium "Αριστον καὶ πρῶτον μάθημα*, in: Wiener Studien 21 (1889), 1-42.

SCHERER, A., *Das weise Wort und seine Wirkung* (Wissenschaftliche Monographien zum Alten und Neuen Testament 83), Neukirchen 1999.

SCHMIDT, V., *Eine Demokrit-Sentenz aus dem armenischen Florilegum „Bank' imastasirac"*, in: Zeitschrift für vergleichende Sprachforschung 89 (1975), 174-181.

SEMENOV, V., *Melissa. Ein byzantinisches Florilegium. Griechisch und altrussisch. Nachdruck der Ausgabe von 1894 mit einer Einführung von D. TSCHIZEWSKIJ* (Slavische Propyläen 7), München 1968.

STERNBACH, L., *Appendix Vaticana 1 (e cod. Vat. gr. 1144 ff. 215v-225v)*, in: Rozprawy Akademii Umiejetnosci Wydzial Filologiczny, Serya 2, Tom. 5 (vol. 20) Krakau 1894, 171-202.

STERNBACH, L., *Appendix Vaticana 2 (e cod. Vat. gr. 1144 ff. 228r-232v)*, in: Rozprawy Akademii Umiejetnosci Wydzial Filologiczny, Serya 2, Tom. 5 (vol. 20) Krakau 1894, 202-218.

STERNBACH, L., *Excerpta Parisina (e cod. Par. gr. 1168)*, in: Rozprawy Akademii Umiejetnosci Wydzial Filologiczny, Serya 2, Tom. 5 (vol. 20), Krakau 1894, 53-58.

STERNBACH, L., *Gnomologium Parisinum ineditum (e cod. Par. suppl. gr. 134)*, in: Rozprawy Akademii Umiejetnosci Wydzial Filologiczny, Serya 2, Tom. 5 (vol. 20), Krakau 1894, 135-171.

STERNBACH, L., *Gnomologium Vaticanum e codice Vaticano graeco 743*, in: Wiener Studien 9 (1887), 175-206; 10 (1888), 1-49. 211-260; 11 (1889), 43-64. 192-242. (Nachdruck: Texte und Kommentare 2, Berlin 1963).

WACHSMUTH, C., *De florilegio q. d. Ioannis Damasceni Laurentiano commentatio duplex*, in: Studien zu den griechischen Florilegien, Berlin 1882, 1-44.

WACHSMUTH, C., *De Gnomologio Palatino inedito (e cod. Par. gr. 356)*, in: Satura Philologa Hermanno Sauppio obtulit amicorum conlegarum decas, Berlin 1879, 7-42.

WACHSMUTH, C., *Die Wiener Apophthegmen-Sammlung, Festschrift zur Begrüssung der XXXVI. Philologen-Versammlung, verfasst von den philologischen Collegen an der Heidelberger Universität*, Freiburg i.B. / Tübingen 1882, 1-36.

WACHSMUTH, C., *Gnomologium Byzantinum* ἐκ τῶν Δημοκρίτου Ἰσοκράτους Ἐπικτήτου *e variis codicum exemplis restitutum*, in: Studien zu den griechischen Florilegien, Berlin 1882 (Nachdruck Osnabrück 1971), 162-216.

DE VOGÜÉ, A., *Medicina*, in: Dizionario degli Istituti di Perfezione 5, Rom 1978, 1125-1129.

WIESMANN, H., *Das Buch der Sprüche* (Die heilige Schrift des Alten Testamentes 6, 1. Abteilung), Bonn 1923.

ZIMMERMANN, G., *Medicina*, in: Dizionario degli Istituti di Perfezione 5, Rom 1978, 1129-1134.

Irmgard Müller

Hugo de Folieto: *De medicina animae*
Antike Humoralpathologie in christlicher Deutung

Seit den Entwürfen Platons und Ariosteteles' über das Verhältnis von Leib und Seele[1] nimmt die Diskussion über Rang und Bedeutung der *cura corporis* einen zentralen Platz in den theoretischen Erörterungen der antiken Philosophen ein. Aus medizinischer Sicht widmete vor allem Galen dem Problem eine umfangreiche Erörterung[2] und wies mit seiner These, daß die Kräfte der Seele eine Folge der Mischungen aus den vier Qualitäten des Körpers, dem Warmen und Kalten, dem Trockenen und Feuchten seien, die Richtung, in der bis über das Mittelalter hinaus die Frage des Zusammenspiels von Körper und Seele behandelt wurde. Mit seiner Auffassung, daß die Seele materieller Natur sei, schuf Galen die theoretischen Voraussetzungen für die Möglichkeit, die Seele durch den Einsatz materieller Mittel zu beeinflussen. Seine Schrift lieferte das Fundament, in dem sich die Diätetik von Körper und Seele als wesentlicher Teil der hippokratischen Medizin überzeugend verankern ließ.[3]

Unter dem Einfluß der christlichen Lehre gewann der Streit um den Rang der Seele und des Körpers sowie um ihre Stellung in der Medizin neue Aktualität. In einer Welt, in welcher die körperliche Gesundheit ohne Belang für die Erreichung des ewigen Seelenheils als höchsten Ziels zu sein schien und die körperlichen Bedürfnisse eher als Hindernis galten auf dem Weg, allem Weltlichen zu entsagen, um die höchste Glückseligkeit zu gewinnen,[4] drohte die Medizin ihr Ansehen als eigenständiges Wissensgebiet zu verlieren und zur Bedeutungslosigkeit herabzusinken.

---

[1] Vgl. die komprimierte Darstellung des Seelenbegriffs in der Antike und im Mittelalter von MOJSISCH/JECK/PLUTA, *Seele*.
[2] Galen, *Quod animi mores corporis temperamenta sequantur* (4, 767-822 KÜHN); deutsche Übersetzung von HAUKE, *Vermögen der Seele;* für die breite Fortwirkung der Schrift im arabischen und christlichen Mittelalter und ihre Adaptation vgl. BIESTERFELDT, *Galens Traktat*, und ders., *Ǧālīnūs*.
[3] Zur antiken Gesundheitslehre vgl. WÖHRLE, *Theorie der antiken Gesundheitslehre*.
[4] Vgl. die zahlreichen Beispiele bei HARNACK, *Medicinisches aus der älteren Kirchengeschichte*, und SCHADEWALDT, *Apologie der Heilkunst*. Vgl. auch die Diskussion im Prolog des sogenannten Lorscher Arzneibuchs, in dem der anonyme Verfasser die Notwendigkeit der medizinische Kunst verteidigt, in: Lorscher Arzneibuch 17-25 / 1r – 5r STOLL/KEIL. Der Prolog wurde bereits von SUDHOFF, *Verteidigung der Heilkunst* 223-237. 362 abgedruckt. Vgl. auch die sorgfältige, neuere Untersuchung von ZIEGLER, *Medicine and Religion*, und das Motiv des *Christus medicus* (siehe vor allem FICHTNER, *Christus als Arzt* [grundlegend]); vgl. auch die Zusammenfassung desselben Autors (FICHTNER, LMA 2, Sp. 1942).

1. Die allegorischen Schriften Hugos de Folieto

In dieser Debatte ist von besonderem Interesse eine bisher kaum beachtete Schrift[5] aus der Mitte des 12. Jahrhunderts, die unter dem Titel *De medicina animae*[6] die Doppelfunktion der Medizin als Heilkunst der Seele und des Körpers aus theologischer Sicht beleuchtet. Als Verfasser der Abhandlung wird der Prior des Klosters Saint-Laurent-aux-Bois (bei Corbie), Hugo de Folieto (Hugues de Fouilloy, um 1100/1110 bis 1172/1174) angenommen, ein Autor, der vielfach mit dem gleichnamigen Hugo von St. Viktor verwechselt wurde, jedoch seit den gründlichen Forschungen von H. PELTIER[7] als eigenständiger Verfasser anzusehen ist. Hugo war Prior eines kleineren, um 1114 gegründeten, 1149 durch Papst Eugen III. bestätigten Klosters von regulierten Kanonikern, das seit Bestehen mit zahlreichen Schwierigkeiten zu kämpfen hatte und schließlich 1223 der Benediktinerabtei Corbie eingegliedert wurde.[8]

Neben der genannten Schrift *De medicina animae* gilt Hugo de Folieto als Verfasser eines Traktats über das Klosterleben (*De claustro animae*[9]), eines Vogelbuchs (*De avibus*[10]), einer Abhandlung über die Nachteile der fleischlichen und Vorzüge der geistlichen Hochzeit (*De nuptiis*[11]), sowie zweier Traktate über die guten und schlechten Eigenschaften der Klosterbrüder, erläutert am Beispiel des Rades (*De rota praelationis et de rota simulationis*[12]) und im Bild des Hirten und seiner Herde (*Liber de Pastoribus et Ovibus*[13]). Neuerdings wird Hugo de Folieto auch als Autor des *Speculum virginum* diskutiert.[14] Sämtliche Schriften stimmen nicht nur in der Thematik überein, die jeweils die klösterlichen Gebote, Mönchsideale, Ordnung und Strenge des Klosterlebens umkreist, sondern ihnen ist auch die Methode der mittelalterlichen allegorischen Schriftauslegung gemein, die in Anleh-

---

[5] F. OHLY, der Hugo de Folietos Werke in den Mittelpunkt seiner Bedeutungsforschung stellt, geht auf *De medicina animae* nicht näher ein; vgl. OHLY, *Vom geistigen Sinn*, spez. 32-92; OHLY, *Taubenbild*. KLIBANSKY/PANOFSKY/SAXL, *Saturn und Melancholie* 177-181, erwähnen Hugo de Folieto im Zusammenhang mit der Temperamentenlehre und seiner Deutung des melancholischen Temperamentes. Eine eingehende Interpretation von Hugos *Claustrum animae* haben BAUER, *Claustrum animae*, und F.O. SCHUPPISSER (1988, im Internet) veröffentlicht [http://mypage.bluewin.ch/schupposc/hugo.htm-11.5.2001], berücksichtigt jedoch nicht *De medicina animae* (ein Druck der Untersuchung ließ sich nicht nachweisen).
[6] PL 176, 1183-1202.
[7] PELTIER, *Hugues de Fouilly*.
[8] Ebd.
[9] PL 176, 1017-1182; zur Überlieferung und Interpretation vgl. BAUER, *Claustrum animae*.
[10] PL 177, 13-84; das Werk erscheint später im *Bestiarium* Hugos von St. Viktor (*De bestiis et aliis rebus* [PL 177, 13-164]).
[11] PL 176, 1201-1218.
[12] CLERCQ, *Le ‚Liber de Rota Verae Religionis'*.
[13] CLERCQ, *Le ‚Liber de Pastoribus et Ovibus'*.
[14] Vgl. SEYFARTH, *Speculum virginum* (Einleitung).

nung an die Bibelexegese überall in den belebten und unbelebten Werken der Schöpfung nach Zeichen der christlichen Glaubenslehre suchte.[15] Daß Hugo bewußt diesen Weg als didaktisches Hilfsmittel gewählt hat, gibt er an anderer Stelle, in seiner allegorischen Auslegung der Klosterarchitektur und des Refektoriums, selbst zu erkennen. Im Bild dreier, im Refektorium der Mönche aufgestellter Tische, die der täglichen materiellen wie geistigen Rekreation dienen, bietet er ein anschauliches Beispiel für die dreifache Bedeutung, den historischen, mystischen und moralischen Sinn: Der erste Tisch mit der gröberen Speise, der den historischen oder Buchstaben-Sinn repräsentiert, ist für die Einfältigen (*simplices*), die theologisch nicht Vorgebildeten, bestimmt, der zweite mit der feineren Speise gedeckte Tisch, der die verborgenen Geheimnisse aufschließen soll, ist den gelehrten Mönchen (*doctores*) vorbehalten, die aufgrund ihres intensiven Studiums der heiligen Schriften den tieferen Sinn zu ergründen haben, der dritte Tisch, der den moralischen Schriftsinn verkörpert, soll schließlich für beide Gruppen zugänglich sein und das moralische Verständnis durch die Bezüge zur christlichen Tugendlehre stärken.[16]

2. Anlaß und Rechtfertigung von *De medicina animae*

Obwohl sich zahllose Belege für derartige Deutungszusammenhänge in allen Gegenstandsbereichen der sichtbaren Welt finden ließen, konzentrierte sich Hugo de Folieto auf den Bereich, der seiner eigenen Anschauung unmittelbar zugänglich war: das Mönchsleben, die Klosterarchitektur, Tier- und Pflanzenwelt, die Landwirtschaft und die eigene Gesundheit. Der Realitätsgehalt der zu interpretierenden Dinge scheint dabei allerdings eher gleichgültig gewesen zu sein, die literarische Tradition trat gleichberechtigt neben die erfahrbare Wirklichkeit. Wichtig war lediglich das Deutungspotential, das die Sache selbst für die theologische Auslegung lieferte.[17] In diesem Zusammenhang verdienen Hugos Versuche, auch die Gegenstände der Medizin, die Anatomie und Physiologie des menschlichen Körpers als Vehikel christlicher Botschaften einzusetzen, besondere Beachtung. Sie sind aufschlußreich für die Rolle der weltlichen Heilkunde und ihre allmähliche Akzeptanz in einem christlich geprägten, nicht selten medizinfeindlichen Umfeld.[18]

---

[15] Die Rechtfertigung der Methode hat der Zisterzienser Alanus ab Insulis (1120-1203) in den klassischen Versen formuliert: *Omnis mundi creatura, / Quasi liber et pictura / Nobis est, et speculum. / Nostrae vitae, nostrae mortis, / Nostri status, nostrae sortis / Fidele signaculum.* (PL 210, 579A-B); vergleiche dazu die grundlegende Darstellung von OHLY, *Vom geistigen Sinn*.
[16] *De claustro animae* 3,8 (PL 176, 1097D-1098B).
[17] Vgl. dazu die grundsätzlichen Überlegungen von REINITZER, *Vom Vogel Phoenix*.
[18] Vgl. oben, Anm. 4.

Hugo de Folieto war, wie aus seinen anderen, oben genannten Werken hervorgeht, nicht unerfahren im Umgang mit der Medizin und den Ärzten, die man, wie er betont, zwar überall brauche – schon deshalb, weil sie reichlich Gewürze und Arzneimittel mit sich führen –, die aber nicht ungefährlich für den Klosterfrieden seien.[19] Hugo warnt daher vor der ungeprüften Eingliederung der Ärzte in die Klostergemeinschaft und stellt sie mit den Malern und Spielleuten in eine Reihe, die zur *stabilitas* des Klosterlebens kaum fähig seien. Außerdem gerate der Abt in Konflikt, wenn er dem Arzt die Ausübung der Praxis außerhalb des Klosters verweigere. Wolle er sich nicht den Zorn des Kranken zuziehen, riskiere er als Abt, daß der Klosterbruder mehr zu sehen und zu berühren bekomme als schicklich sei. Eine Gefahr für das Seelenheil der Mönche biete überdies die Unsicherheit der Behandlungsversuche, die zu Täuschungen und falschen statt wahren Aussagen Anlaß gäben.

Obwohl die Vorbehalte gegenüber der medizinischen Praxis nicht unerheblich sind, räumt Hugo ihren Nutzen für die Erhaltung der Gesundheit ein, insbesondere verweist er auf die Vorteile, die das Nachdenken über diese Gegenstände auch der Seele bringe und legitimiert damit das eigene Tun.

Den konkreten Anlaß und den medizinischen Charakter der Schrift gibt er im Prolog zu erkennen: Die Abhandlung war ursprünglich an einen Arzt mit Namen Johannes adressiert, aber unvollendet geblieben. Auf Bitten eines geistlichen Mitbruders ist Hugo jedoch bereit, aus dieser Schrift den Mönchen aus dem Gedächtnis das Wissenswerte mitzuteilen, nicht nur zur körperlichen Wiederherstellung, sondern auch zur Erbauung (1183B).[20] Hugo fühlt sich offensichtlich berufen, seine Klosterbrüder neben der geistlichen Ermahnung in eine weltliche Wissenschaft einzuführen. Um etwaige Bedenken über die Rechtmäßigkeit seines Vorhabens auszuschließen, verweist Hugo de Folieto auf die Wunderheilungen und Gleichnisse der Evangelien und gibt an, aus den Evangelien und der patristischen Literatur alles zusammengetragen zu haben, was zur Wiederherstellung des Körpers ebenso wie zur moralischen Erbauung des Geistes diene. Programmgemäß kommen die Bibel und die Kirchenväter, vor allem Augustin und Gregor der Große, reichlich zu Wort, Autoren der nichtchristlichen Antike sind bis auf ein Vergilzitat[21] ausgeklammert. Hugo gesteht jedoch freimütig ein, daß er nicht etwa erröte, weil er Äußerungen auch anderer Autoren seiner Auswahl hinzugefügt habe.[22] Als medizinische Quellen führt er neben allgemeinen Hinweisen auf *medici* und *physici* namentlich auf: die *Prognostica Hippocratis*[23] und den sogenannten *Passionarius*, ein im

---

[19] PL 177, 45B-46D.
[20] *Nec illud solum esse factum reor ad reparationem corporum, sed etiam ad aedificationem morum et sanationem animorum.*
[21] PL 176, 1196D: Vergil, *Aen.* 3, 540a: *bello armantur equi.*
[22] PL 176, 1183C: *Neque enim erubui aliorum dicta huic interponere lectioni.*
[23] PL 176, 1195D-1196A: *Sunt autem novem modi signorum bonum et malum significantium, quos Hippocrates in Prognosticis commemorat;* vgl. die kritische Edition der lateinischen

Mittelalter viel benutztes medizinisches Kompendium des Arztes Gariopontus (um 1040 bezeugt),[24] der zu den frühen Lehrern an der Hochschule von Salerno gehörte.[25] Darüberhinaus dürfte Hugo de Folieto auch Texte des Vindician (lebte um 380 n.Chr.)[26] und Wilhelm von St-Thierry (1085/90 bis 1148/49)[27] gekannt haben.

3. Die *compositio corporis*

Nach dieser einleitenden Rechtfertigung seiner Beschäftigung mit offiziell nicht sanktionierten Gegenstandsbereichen konstruiert Hugo de Folieto ein dichtes Netz von Beziehungsgefügen zwischen Makrokosmos und Mikroskosmos, das von der Elementen- und Säftelehre ausgeht, die vier *humores* mit den Jahreszeiten und Lebensaltern verknüpft, zur ärztlichen Kunst der Prognostik überleitet und mit einer Betrachtung über die verschiedenen Leiden des Kopfes endet. Dabei verwandelt Hugo übergangslos die mitgeteilten Tatsachen in heilsgeschichtliche Bedeutungsträger, stellt Analogien zu den christlichen Tugenden und Lastern her und leitet aus den physiologischen Funktionen moralische Weisungen ab, die vor allem die Ordensdisziplin der Klosterangehörigen betreffen und seinem eigenen Ideal des zisterziensischen Reformprogramms entsprachen.

Wesentliche Grundlage des medizinisch-moralischen Modells Hugos ist die aus der Antike tradierte Überzeugung, daß zwischen der *compositio* des menschlichen Körpers und der *constitutio* der Welt eine direkte Übereinstimmung besteht, der Mikrokosmos Mensch gleichsam ein Spiegelbild des Makrokosmos darstellt.[28]

Übersetzung nach den Handschriften im Cod. Ambrosianus G 108 und Cod. Monacensis 11343 (Q) von ALEXANDERSON, *Prognostikon;* vgl. außerdem SUDHOFF, *Die pseudohippokratische Krankheitsprognostik.*

[24] PL 176, 1201B.

[25] Das bis ins 16. Jahrhundert nachweisbare Werk besteht aus einer lateinischen Übersetzung von Galens *Therapeutika pros Glaukona* sowie dem *Liber Aurelii et Esculapii;* vgl. KEIL, *Gariopontus;* GOLTZ, *Mittelalterliche Pharmazie und Medizin* 50f.

[26] Vindician, ein in der Provinz Africa tätiger medizinischer Schriftsteller. Von seinen nur fragmentarisch überlieferten Werken hat im frühen Mittelalter seine Darstellung der Anatomie und Physiologie sowie die Säftelehre (*Epistula ad Pentadium*) großen Einfluß ausgeübt; vgl. FISCHER, *Vindicianus, Helvius* 1702, und ders., *Vindicianus* 6, § 607,1; nach FISCHER hat Hugo de Folieto über die Vermittlung von Beda (der sich auf Vindician stützt in *temp. rat.* 35) aus Vindician geschöpft. Auch KLIBANSKY/PANOFSKY/SAXL, *Saturn und Melancholie* 179. 184, vermuten, daß Hugo de Folieto den Vindiciantext benutzt hat.

[27] Wilhelm von St-Thierry trat 1135 vom Benediktinerorden zu den strengeren Zisterziensern über und wurde ein Bewunderer und Freund Bernhards von Clairvaux.

[28] PL 176, 1183C: *Homo microcosmus, id est minor mundus, appellari ab antiquis solet, quia per similitudinem majoris mundi figuram tenet.*

Die zweite wichtige Annahme, auf der Hugo seine geistliche Deutung gründet, ist die antike Elementen- und Humoreslehre, der Vindician die im Mittelalter maßgebliche Form verliehen hatte:[29] In Übereinstimmung mit diesem Konzept erklärt Hugo den Aufbau aller Dinge des Mikro- und Makrokosmos aus den vier Elementen Feuer, Erde, Wasser und Luft (Tab. 1, Zeile 1) mit ihren Qualitäten warm, kalt, trocken und feucht (Tab. 1, Zeile 2). Er erklärt, wie aus der geeigneten Kombination dieser vier Eigenschaften die vier Kardinalsäfte rote Galle, schwarze Galle, Schleim und Blut (Tab. 1, Zeile 3) hervorgehen und nennt ihre jeweiligen Produktionsstätten im Körper: Galle, Milz, Lunge[30] sowie die Leber (Tab.1, Zeile 4). Gleichmäßige Mischung der vier *humores* garantiert Gesundheit, Überwiegen eines der Säfte oder Entmischung führt zur Krankheit, die sich im schlimmsten Fall je nach dem Substrat als Quartanfieber, Melancholie, tägliches oder kontinuierliches Fieber ausprägt (Tab. 1, Zeile 5). Er erläutert, daß nicht nur die von Natur vorgegebene Konstitution und das Alter (Tab. 1, Zeile 8) das physiologische Geschehen im Organismus bedingen, sondern in gleicher Weise die Jahreszeiten (Tab. 1, Zeile 6) und die Passage der Sonne durch den Tierkreis (Tab. 1, Zeile 7) die Vermehrung oder Abnahme der *humores* beeinflussen. Schließlich geht er in Anlehnung an Vindician über diese auf Galen fußende Zuordnung noch hinaus und leitete aus der unterschiedlichen Säftemischung vier Typen mit unterschiedlichen Charaktereigenschaften ab (Tab. 1, Zeile 11).

Diese Konzeption, daß sich unterschiedliche Mengenverhältnisse der vier Elementarqualitäten in der Mischung der Körpersäfte charakterbestimmend auswirken, war eine wichtige Voraussetzung für Hugo de Folieto, um seine moralphilosophischen Auslegungen zu begründen. Die Korrespondenzen, die sich auf diese Weise anhand von Hugos Schrift *De medicina animae* zwischen elementaren Qualitäten, körperlichen Eigenschaften und psychischen Vermögen ergeben und mit dem überlieferten klassischen Viererschema der antiken Ärzte[31] übereinstimmen, sind in Tabelle 1 zusammengestellt.

---

[29] Vgl. dazu KLIBANSKY/PANOFSKY/SAXL, *Saturn und Melancholie* 174f.; FISCHER, *Vindicianus*.
[30] In den hippokratischen Schriften wird das Gehirn als Produktionsstätte des Schleims angenommen.
[31] Vgl. SCHÖNER, *Viererschema*, sowie den umfassenden Beitrag von GOLTZ, *Säfte;* zur medizinischen Temperamentenlehre vgl. KUTZER, *Temperament*.

Tabelle 1: Korrespondenzen zwischen elementaren Qualitäten, körperlichen Eigenschaften sowie dem psychischen Vermögen in Abhängigkeit von Jahreszeiten, Sonnenumlauf und Alter nach der Schrift *De medicina animae* von Hugo de Folieto:

Nr.	Kategorie	Element 1	Element 2	Element 3	Element 4
1	Elemente	IGNIS	TERRA	AQUA	AER
2	Qualitäten	calidum et siccum	siccum et frigidum	frigidum et humidum	humidum et calidum
3	Humores	cholera rubra	cholera nigra	phlegma	sanguis
4	Sedes	chole (fel)	splen	pulmo	hepar
5	Morbus	febris quartana	melancholia	febris quotidiana	febris synocha[32]
6	Tempus	aestas	autumnus	hiems	ver
7	Zodiakus	cancer – leo – virgo	libra – scorpio – sagittarius	capricornus – aquarius – pisces	aries – taurus – gemini
8	Aetas	juvenis	senex	decrepitus	puer
9	Anima	subtilitas intellectus	stabilitas rationis	mobilitas ingenii	puritas mentis
10	Animus	amaritudo	tristitia	compositio mentis	dulcedo
11	Temperamentum	iracundi ingeniosi acuti ut subtiliter de rebus sentiant – leves ut audita cito percipiant	iracundi somnolenti vigilantes	obliviosi somnolenti tardi	[33]

4. Die *Scala naturae*

Innerhalb dieser Welterklärung ließ sich die Verschiedenheit der Dinge aus dem spezifischen Anteil der einzelnen Elemente in der jeweiligen Mischung ableiten. Diesem Prinzip folgend versuchte Hugo, die belebten und unbelebten Dinge proportional zur Schwere des in ihnen vorherrschenden Elementanteils zu ordnen. Der Erde als schwerstem Element wies er die unterste Position zu, die nächste Schicht sollte das Wasser einnehmen, um daran die Luft und als höchstes das Feuer anzuschließen. Um eine möglichst lückenlose Kette der Lebewesen zu erzielen, setzte Hugo voraus, daß jeder Elementarbereich aus zwei extremen Abschnitten, einer

---

[32] Anhaltendes bedrohliches Fieber ohne Intervalle.
[33] Keine Angaben im Text.

leichteren oberen und einer schwereren unteren Zone bestehe, zwischen denen ein mittlerer Zustand den Ausgleich bildete; das niedrigste Glied der höheren Gattung grenzte somit an das höchste Glied der nächstniedrigen Gattung an. Für Hugo ergab sich auf diese Weise eine kontinuierliche Verbindung der belebten und unbelebten Dinge im Kosmos, die von den schweren Metallen und Steinen in der Erde über die Kriechtiere und Vierfüßler bis hin zu den Vögeln und schließlich den Sternen an der Spitze reichte (vgl. Tab. 2).[34]

Tabelle 2: *Scala naturae* nach der elementaren Hierarchie von Hugo de Folieto:

Element	Zone	belebte und unbelebte Dinge
Ignis	leve	Sterne
	medium	Sterne
	grave	Sterne
Aer	leve	Adler
	medium	Kraniche
	grave	Gänse, Strauße
Aqua	leve	Fische
	medium	Fische
	grave	Fische
Terra	leve	Vierfüßler
	medium	Schlangen, Kröten – arbores et herbae
	grave	Reptilien, Schildkröten – lapides et metalla

Dieses Elementen- und Qualitätenkonzept ergänzt Hugo de Folieto in Anlehnung an Galen durch ein weiteres Kräftesystem, das die Grundfunktionen des Organismus steuert. Es umfasst die drei Bereiche: Zeugung, Ernährung und Wachstum, wobei die Ernährung durch vier *virtutes naturales* in Gestalt der anziehenden, zurückhaltenden, verdauenden und austreibenden Vermögen (*virtus appetitiva, virtus retentiva, virtus digestiva* und *virtus expulsiva*) besonders unterstützt wird. Sie sind gleichsam die Steuerungselemente auf der Ebene der seelenanalogen, lebenserhaltenden Kräfte. In Übereinstimmung mit Wilhelm von St-Thierry[35] betrachtet daher Hugo de Folieto die Einverleibung von Nahrungsstoffen zugleich als einen elemen-

---

[34] Vgl. zu dieser schon in der griechischen Philosophie nachweisbaren, im Mittelalter weit verbreiteten Vorstellung von einer kontinuierlichen Kette, die alle Dinge in einer lückenlosen Unter- und Überordnung zu einer systematischen Einheit verbindet, das immer noch maßgebliche Werk von LOVEJOY, *Die große Kette der Wesen;* vgl. auch die von der Antike bis zur Neuzeit reichende Übersicht über das Prinzip der Abstufung des Seins von RIEBOLD, *Stufen.*
[35] Siehe Wilhelm von St-Thierry, *De natura corporis et animae libri duo* 2,155 (PL 180, 718A).

taren Prozeß der Assimilation und Aneignung, der sich von der Anziehung über die Speicherung und Zerteilung bis hin zur Ausscheidung vollzieht (vgl. Tabelle 3).

Tabelle 3: Die elementaren seelenanalogen Kräfte (*virtutes naturales*):

Elementum	Qualitas	Virtus	Functio
Ignis	sicca et calida	virtus appetitiva	attrahit
Terra	frigida et sicca	virtus retentiva	retinet
Aer	calida et humida	virtus digestiva	dissolvit
Aqua	humida et frigida	virtus expulsiva	emollit

5. Die Kunst der Prognostik

Nach dieser Darstellung der theoretischen Grundlagen wendet sich Hugo de Folieto einem zentralen Gebiet der ärztlichen Praxis, der Krankheitserkennung zu, die meist zukunftsbezogen die Prognostik einbezieht. Hugo hebt dies ausdrücklich hervor, wenn er betont (1196D):

Prognostica autem futurae significationis judicia proprie dicuntur, praesentis vero et praeteritae[36] improprie.
„‚Prognostisch' werden aber speziell Beurteilungen eines zukünftigen Zeichens genannt; für einen gegenwärtigen jedoch und einen vergangenen Zeichens ist das Wort unpassend."

Hugo entnimmt seine Kenntnisse einer der bekanntesten Schriften des Corpus Hippocraticum, der Abhandlung über die Krankheitszeichen *De prognosticis*,[37] die mit dem berühmt gewordenen, von Hugo paraphrasierten Satz beginnt (1195D):

Oportet medicum quasi prophetam esse, ut non solum de praesentibus, sed etiam de praeteritis et futuris possit judicare, ut praesentem cognoscat infirmitatem ...
„Ein Arzt hat gleichsam ein Prophet zu sein, damit er nicht nur über die gegenwärtige Lage, sondern auch über Vergangenes und Zukünfiges urteilen kann, um den gegenwärtigen Schwächezustand zu untersuchen ..."

---

[36] Die PL ad loc. druckt *futurae*, was aber keinen rechten Sinn ergibt. Zweifellos ist – analog zu 1195D – *praeteritae* zu setzen: Der erste Teil des Satzes bezieht sich mit dem Wort ‚prognostisch' in Form einer Definition auf die Zukunft, der zweite Teil stellt Gegenwart und Vergangenheit gegenüber. Diesen Hinweis verdanke ich Herrn Dr. C. SCHULZE, Bochum.
[37] Der Text hat inhaltliche, aber keine wörtlichen Parallelen mit der Hippokratischen Schrift *De Prognosticis;* vgl. auch die lateinische Edition von ALEXANDERSON (s.o.).

Die weitläufigen Angaben der hippokratischen Schrift über die Bedeutung der jeweiligen Krankheitszeichen faßt Hugo in neun knappen Sätzen übersichtlich zusammen (vgl. Tabelle 4), in denen jeweils zwei entgegengesetzte Symptome miteinander konfrontiert und als gut oder schlecht für den wahrscheinlichen Verlauf der Krankheit bewertet werden.

Die anschließende Interpretation der neun Modi oder Zeichen bietet Hugo eine willkommene Gelegenheit, die Funktion des *medicus corporalis* mit den Aufgaben des *medicus spiritualis*, der ähnlich wie der Prälat die ihm Untergebenen geistlich heilen muß, zu vergleichen. Gemeinsames Fundament beider Tätigkeiten ist die Kunst der Prognose, nur das Untersuchungsziel ist verschieden: Der eine hat die körperlichen Leiden, der andere die Sünde als geistlich-seelischen Defekt im Blickfeld. Für beide Ärzte ergibt sich jedoch aus der Kunst der Prognostik die gemeinsame Aufgabe, wirksame Prophylaxe gegen die Ausbreitung der von ihnen behandelten Leiden zu betreiben. Hippokrates verkörpert daher für Hugo de Folieto den idealen Arzt, weil er beide Funktionen zu einer Einheit verbindet; allein sein Name genügt nach Hugos Verständnis, um dies zu bezeugen. Im Stil der mittelalterlichen Etymologie bringt Hugo den Eigennamen mit *hippos* (griech. „Pferd") und *krateo* (griech. „ich herrsche") in Verbindung und zieht aus dieser Bedeutung – zugleich in Assoziation mit der sogenannten *facies hippocratica*, dem bekanntesten der prognostischen Zeichen – den Schluß, daß der wahre Arzt nicht nur als Lenker des körperlichen Reglements, sondern auch als geistlicher Zuchtmeister, der für die Führung auf dem Weg zur göttlichen Ebenbildlichkeit der Seele verantwortlich ist, agieren muß.

Tabelle 4: Übersicht über die neun prognostischen Zeichen, Auszug Hugos de Folieto aus der hippokratischen Schrift *De prognosticis:*

Modus	bonum/malum	contrarium
primus	*fortitudo* infirmi morbum facile tolerantis	*debilitas* infirmi morbum pati nequentis
secundus[38]	*levitas* infirmi facile moventis	*gravitas* infirmi inertem et pigrum motum habentis
tertius[39]	effigies membrorum *sibi sano similis*	distributio membrorum effigiei *non sibi sano similis*
quartus	*sanitas* mentis et *facilis* appetitus	*perturbatio* mentis et *difficilis* appetitus
quintus[40]	*bonitas* somni in tempore congruo facti – somnum infirmum *juvans*	*malitia* somni in non congruo tempore facti – somnum infirmo *nocens*

---

[38] Vgl. Hp., *Prognostikon* (140, Nr. 9 ALEXANDERSON).
[39] Vgl. Hp., *Prognostikon* (137, Nr. 3 ALEXANDERSON).
[40] Vgl. Hp., *Prognostikon* (141, Nr. 10 ALEXANDERSON).

sextus	suavitas spiritus	angustia spiritus
septimus	aequalitas pulsus naturalis	inaequalitas: modo sit magnus, modo parvus, modo fortis, modo debilis
octavus	fortitudo virtutis in loco decoctionis	debilitas virtutis in loco decotionis
nonus[41]	laudabilis purgatio purgans cum sudore vel cum urina	vituperabilis purgatio

6. Fallbeispiel: Der Kopfschmerz

Es folgt eine ausführliche Betrachtung über die Krankheiten des Kopfes als Sitz des Geistes (1198D), insbesondere über den Kopfschmerz, der nach Hugo de Folieto zwei verschiedene Ursachen, übermäßige Wärme oder *Tumor*, haben kann. Als Therapie empfiehlt er im ersteren Fall die Einreibung des kahl geschorenen Kopfes mit Rosenöl, im zweiten Fall mit Veilchenöl. Aus der etymologischen Verwandtschaft von *vertex* und *vertigo* leitet er ab, daß der Schmerz im höchsten Punkt des Hauptes als Sitz des Geistes gelegentlich Schwindel hervorruft, begleitet von dem Gefühl, als sei der Kopf in zwei Hälften gespalten. Dieser Art des Leidens soll mittels einer leinenen Kopfbinde entgegengewirkt werden. Den Haarausfall bringt Hugo de Folieto mit der Einwirkung eines vom Magen aufsteigenden Rauches (*fumus*) in Verbindung (1200D),[42] der durch die Poren der Kopfhaut nach außen tretend das Haarwachstum befördern sollte. Fehlende oder aussetzende Produktion des wachstumanregenden rauchähnlichen Prinzips mußte im Rahmen dieses Konzeptes folgerichtig zur Glatzenbildung führen, die nach Hugos Ansicht therapieresistent war. Bei der *Alopecia* hingegen, einer der Fuchsräude ähnlichen Krankheit,[43] die traditionell als eine der vier Lepraarten galt,[44] griff Hugo auf die an Galen an-

---

[41] Vgl. Hp., *Prognostikon* (141, Nr. 12 ALEXANDERSON).

[42] Der Rauch oder *fumus* nimmt auch bei Wilhelm von Conches (um 1080 bis 1154) als Steuerungsprinzip der natürlichen Wirkkräfte eine zentrale Stellung ein, vgl. MAURACH, *Philosophia mundi*. Nach den Vorstellungen des Philosophen sollte sich *fumus* im menschlichen Körper aus der Wärme und Feuchtigkeit (*calore et humiditate*) der Leber bilden und über allerlei Gänge zum Herzen gelangen. Dort dehnte er sich durch Luftaufnahme weiter aus und diente der Temperierung der inneren Wärme. Als verdichteter und gereinigter Spiritus erreichte er das Gehirn, von dort erfolgte die Verteilung über die Nerven im ganzen Körper. Die Theorie ist schon früher in Ansätzen bei Constantinus Africanus († 1087) nachweisbar.

[43] Galen, der der Humoralpathologie und Therapie der Erkrankung in *De compositione medicamentorum secundum locos* (12, 381-426. 14, 757 KÜHN) ein umfangreiches Kapitel widmet, leitet den Namen von ἀλώπηξ (griech. „Fuchs") ab (... *alopecias autem ob id appellatas ferunt, quod vulpibus frequenter accidant*) und hält sie für eine Art der Elephantiasis (mittelalterliche Bezeichnung für Aussatz). Ähnlich wie Galen erklärt auch Hugo de Folieto den Krankheitsnamen: *Hic autem morbus ideo alopicia dicitur, quia vulpes, quae Graece ἀλώπεκες alopecae nuncupantur, hunc saepe patiuntur* (PL 176, 1200D-1201A).

[44] Vgl. GOLTZ, *Mittelalterliche Pharmazie und Medizin* 129.

knüpfende Vorstellung[45] zurück, daß der wachstumsstimulierende Rauch durch endogene, von der *cholera rubra* produzierte Giftstoffe toxisch verändert ist und sich entsprechend schädigend auswirkt. Zur Behandlung dieser Krankheit empfiehlt Hugo de Folieto als bewährtes Mittel Myrobalanen,[46] Veilchen und Wermut und verweist dabei auf das oben genannte, maßgebliche Arzneibuch des Gariopont,[47] das unter dem Namen *Passionarius* bekannt geworden ist. Dort sind unter den ausführlichen Behandlungsvorschlägen der Krankheit im Abschnitt *De Elephantia*[48] auch die Myrobalanen als heilsame Arznei aufgeführt. Für den Ruhm dieses heilkräftigen Mittels spricht die Aufnahme des Kapitels mit identischem Text in mehrere Arzneibücher.[49]

Überblickt man die bisherige Rekonstruktion des medizinischen Wissens, das in Hugos Traktat aufscheint, so erweist sich der Autor der Schrift als ein mit dem Denken der traditionellen Heilkunde wohlvertrauter Gelehrter, der mit viel Fleiß und Scharfsinn das Schrifttum der Klosterbibliothek studiert hat, um sich umfassende medizinische Kenntnisse zu verschaffen. Hugo hat sich nicht nur das Konzept der Humoralpathologie samt der Temperamentenlehre angeeignet, sondern hat sich auch mit dem komplizierten hippokratischen Prinzip der Nahrungsumwandlung in Blut in Kombination mit der Spiritusverteilung durch dreifache Digestion auseinandergesetzt. Auch die Frage der möglichen Modulation der natürlichen

---

[45] Nach Galen (12, 383, Anm. 34 KÜHN) sind *corrupti humores* allgemein oder ein *vitiatus humor circa unum locum collectus* für den Ausbruch der *alopecia* verantwortlich zu machen.

[46] *Myrobalano, id est unguentaria glande* (1201B). Als Myrobalanen wurden im Mittelalter verschiedene Früchte von Phyllanthus- (*Phyllanthus emblica* L. [Euphorbiaceae]) und Terminalia-Arten (*Terminalia bellirica* [Gaertn.] Roxb. und *Terminalia chebula* Retz [Combretaceae]) bezeichnet. Sie gehörten zum festen Arzneibestand der spätmittelalterlichen Apotheken und kamen in zahlreichen Kompositionen arabischer Tradition vor (z.B. *Typhera sarracenica* und *persica, Confectio Hamech*); von den Myrobalanen zu unterscheiden sind die Be(h)ennüsse, die von *Moringa oleifera* Lam. und *Moringa peregrina* (Forsk.) Fiori (= *Moringa arabica* [Lam.] Pers. [Moringaceae]) abstammen und auch *Glans unguentaria* hießen. Sie wurden oft mit den Myrobalanen verwechselt, wie das Beispiel Hugos zeigt; zur Verbreitung der Myrobalanen in Apotheken vgl. SCHNEIDER, *Pflanzliche Drogen*, Teil 2, 330-332, und Teil 3, 54f.; 323-326.

[47] Siehe oben, Anm. 24.

[48] Im Mittelalter eine andere Bezeichnung für die Lepra.

[49] *Garioponti ... ad totius corporis aegritudines remediorum PRAXEON*, Basel 1531, fol. 90r – fol. 91v; eine textgleiche Ausgabe erschien 1526 in Lyon unter dem Titel *Passionarius Galeni ... a doctis medicis multum desideratus: egritudines a capite ad pedes usque complectens ...*; das Kapitel über die *Elephantia* ist im Text identisch mit dem Abschnitt *Ad elefantiosos* der als ‚Lorscher Arzneibuch' bekannten Bamberger Handschrift Msc. Med. 1 (9. Jhd., BECCARIA, *I codici* 48), fol. 21v – 22v. Der Traktat über die Elephantiasis im *Passionarius* und Lorscher Arzneibuch stimmt außerdem überein mit dem Abschnitt des *Liber Esculapii* im Codex Reichenau CXX der Karlsruher Landesbibliothek (9. Jhd., BECCARIA, *I codici* 56], der fol. 82r beginnt *Elephantiosum ita adprehendimus* ... Diese naheliegenden Parallelen haben die Herausgeber des Lorscher Arzneibuchs nicht erkannt.

Körpersäfte durch klimatische und altersbedingte Einflüsse hat er nicht unberücksichtigt gelassen. Aus der hippokratischen Vorstellung, daß im Winter die phlegmatischen Säfte zunehmen und deshalb die Phlegmatiker im älteren Alter besonders leicht phlegmatischen Erkrankungen wie den kontinuierlichen Fiebern erliegen, wohingegen die jüngeren Menschen von cholerischer Disposition das winterliche Klima sehr viel besser ertragen, versteht er Nutzen für die Arzneimittelanwendung zu ziehen. Gemäß dem therapeutischen Grundsatz Galens *Contraria contrariis curentur* schlägt er die diätetische Behandlung mit warmen und trockenen Mitteln vor. Entsprechende Überlegungen und Maßnahmen trifft er für die übrigen Säftekonstitutionen der Melancholiker, Sanguiniker und Choleriker gemäß ihrer spezifischen Ausprägung der naturgegebenen Disposition und Möglichkeiten ihrer Korrektur nach dem *Contraria-Contrariis*-Prinzip.

7. Der geistliche Sinn der *cura corporis*

Das medizinische Modell, das Hugo de Folieto in dieser Weise entwirft, dient jedoch keineswegs, wie man zunächst vermuten könnte, der Vermittlung medizinischer Sachverhalte im Sinne eines allgemeinen Gesundheitsprogramms, Hugo fasziniert vielmehr die Möglichkeit, aus dem medizinischen Wissen eine spirituelle Botschaft zu erschließen. Die vergleichbaren Funktionen der Ärzte und Priester als Heil- oder Heilsvermittler inspirieren Hugo zu vielfältigen Vergleichen zwischen dem *medicus corporalis* und *medicus spiritualis*. Sie beruhen auf Hugos humoralpathologisch begründeter Überzeugung, daß zwischen Körper und Seele eine gegenseitige Abhängigkeit besteht. Diese Voraussetzung legitimiert zugleich seine Methode, aus der Kenntnis des einen Teils auf die Beschaffenheit und Befindlichkeit des anderen Teils zu schließen. Der Traktat ist daher mit zahllosen Metaphern und Analogien zwischen physischem und spirituellem Körper angefüllt, die hier nur in wenigen Beispielen erörtert werden können. In immer neuen Varianten wählt Hugo die physischen Bedürfnisse zum Ausgangspunkt, um die spirituellen Heilsangebote der Kirche zu diskutieren, den Aufstieg des Geistes vom Materiellen zum Immateriellen, vom Sichtbaren zum Unsichtbaren plausibel zu machen. An vielen Stellen verknüpft Hugo das natürliche Gleichgewicht der elementaren Kräfte mit geistlichen Botschaften über die Tugenden des Maßhaltens und Beachtung der *mediocritas*. Er verweist mit Nachdruck auf die Notwendigkeit, auch die *aequalitas* der Seelenkräfte nicht zu vernachlässigen. Dies bedeutete in Hugos Worten, die *subtilitas* des Geistes an der Reinheit der Wahrheit zu messen, die *stabilitas* einer grundsätzlichen Position mit der Beweglichkeit der Phantasie zu verbinden, und umgekehrt die ausschweifende Phantasie durch die *stabilitas* der grundsätzlichen Position wieder ins Lot zu bringen (Tabelle 5).

Tabelle 5: Die vier *organa* der Seele (*anima*) und ihre Gegensätze:

organum	contraria	Element
subtilitas intellectus	puritas mentis	ignis
puritas mentis	subtilitas intellectus	aer
stabilitas rationis	mobilitas ingenii	aqua
mobilitas ingenii	stabilitas rationis	terra

Der Aufstieg des Feuers nach oben, der durch die Luftzufuhr reguliert wird, liefert das Gleichnis für die aufstrebende Wissensbegierde, die in Grenzen gehalten werden soll, und an die Stelle der vier *humores* des Körpers treten in der heilsgeschichtlichen Dimension die Süße der Kontemplation, die Bitterkeit der Erinnerung an die Sünden, die Traurigkeit über die begangenen schlechten Handlungen und die Gelassenheit des Geistes. Die Sommerwärme wird durch die göttliche Liebe (*charitas*), die Winterskälte durch die Erstarrung als Folge der Versuchung ersetzt (Tabelle 6) und in ihren positiven wie negativen Auswirkungen bildhaft vor Augen geführt.

Tabelle 6: Die vier *humores* der Empfindung (*animus*):

humor spiritualis	humor corporalis
dulcedo contemplationis	sanguis
amaritudo de recordatione peccati	cholera rubra
tristitia de perpetratione	cholera nigra
compositio mentis	phlegma

Geschickt setzt Hugo de Folieto die Symbolik der Jahreszeiten, des Sonnenumlaufs und der damit verbundenen Schwankungen des Säftegleichgewichts ein, um in aussagekräftigen Bildern Analogien zwischen dem kosmischen Geschehen und der *conversio* zum Klosterleben, der religiösen Umkehr und Erleuchtung, zu charakterisieren. Die unbeständige Zeit des Frühlings ähnelt dem Aufbruch der Seele aus der Kälte der Sünde zur Wärme der Liebe, die von vielen Gefahren umlauert ist. Wie der Genesende Vorsorge treffen muß, daß die Krankheit, die in der Kälte des Winters entstanden ist, im Frühjahr nicht wieder zurückkehrt und ihn tötet, muß auch der Bekehrte auf die moralische Stabilisierung der Seelenkräfte achtgeben.

Die *Scala naturae* gibt Anlaß, die tierische Ordnung mit der Ordenshierarchie, aber auch tierische und menschliche Eigenschaften miteinander zu vergleichen. So wird unter anderem die Unerbittlichkeit des Adlers, mit der er seine Jungen zum Fliegen antreibt und die trägen und widerständigen aus dem Nest wirft, zum Vorbild des Prälaten, der seine Schüler gleichsam im geistigen Auftrieb durch das Wort der Lehre aufzieht. Auch lag es nahe, die profanen Nahrungsmittel samt dem Verdauungsprozeß im Blick auf das Klosterleben tropologisch im Sinne geistlicher Erbauungs- und Stärkungsmittel zu deuten. In der harten Verurteilung der maßlosen Eßlust über die angemessene Sättigung hinaus, die in deutlichen Gegensatz zur Untersättlichkeit nach geistlicher Speise gestellt ist, erweist sich Hugo als entschiedener Verfechter eines asketischen Programms für die Klostergemeinschaft.

Im gleichen Sinn macht Hugo auch körperliche Leiden für moralische, die Mönchsideale berührende Botschaften verfügbar: Kopfschmerz wird Ausdruck von Aufgeblasenheit, übermäßiger Ruhmsucht und Hochmut. Die Salbung mit Veilchenöl als Gegenmittel ist deshalb angezeigt, weil das Veilchen

... est humilis herba, quae dum de terra nascitur, non procul a terra proceritate separatur. Oleum igitur humilitatis sedabit superbiam mentis. Cave tamen ne oleum peccatoris impinguet caput tuum. Oleum peccatoris est blandimentum adulatonis. Hoc autem tumorem capitis non destruit, sed auget et nutrit.

„... ein bescheidenes Kraut ist, das sich während des Wachstums nicht weit von der Erde entfernt. Das Öl der Bescheidenheit beruhigt daher den Stolz des Geistes. Passe dennoch auf, daß das Öl des Sünders nicht dein Haupt einfettet. Das Öl des Sünders ist Schmeichelei und Kriecherei. Es zerstört nicht die Aufgeblasenheit des Kopfes, sondern vermehrt sie nur und nährt sie" (1199D).

Im Falle von *vertigo,* der Scheitelspaltung (siehe oben), die mit den „Haarspaltereien" geistlicher Streitfragen korrespondiert, empfiehlt Hugo als wirkungsvollstes Heilmittel, das besser sei als alle Latwergen oder die vorzüglichsten Pharmaka, dem Mund des Kranken Schweigen aufzuerlegen.

So schmückt Hugo de Folieto in unerschöpflichem Reichtum die somatische und psychische Ebenbildlichkeit aus, um den frommen Klosterbruder anhand der konkreten Körpersymbolik zu ermahnen, nicht nur durch Regulierung der Körpersäfte die leibliche Gesundheit zu beachten, sondern auch ebenso haushälterisch mit den Seelenkräften umzugehen, um nicht sein Seelenheil zu gefährden.

8. Schlußbetrachtung

Die große Aufmerksamkeit, die Hugo in seiner Schrift *De medicina animae* den physiologischen Grundlagen und medizinischen Beobachtungen entgegenbringt, unterscheidet sich deutlich von ähnlichen Beispielen mittelalterlicher Bibelexegese, wie sie etwa in den Schriften des wirkungsmächtigen Enzyklopädisten im frühen Mittelalter, der Autorität allegorischer Bibelauslegung schlechthin, Hrabanus Maurus (um 780 bis 856),[50] zu beobachten ist. Während Hrabanus Maurus in der Regel von der Bibel ausging und anschließend unter den Gegenständen der Natur und im

---

[50] Vgl. KOTTJE, *Hrabanus Maurus.*

Umkreis des menschlichen Körpers nach metaphorisch ergiebigen Korrespondenzen suchte, ist bei Hugo de Folieto ein deutlicher Wandel der spirituellen Perspektive festzustellen. Hugo versucht umgekehrt aus der Physiologie und Pathologie Einsichten in den religiösen und moralischen Kontext der biblischen Wahrheiten zu gewinnen und demonstriert die vielfältigen verborgenen Korrespondenzen zwischen Heil- und Heilskunde, Körper- und Seelenmedizin, die gleichrangig nebeneinander stehen und sich nicht widersprechen. Die hier vorgestellte Schrift Hugos ist deshalb ein aufschlußreiches Beispiel, das nicht nur das allmähliche Vordringen medizinischer Inhalte in außermedizinische Wissensbereiche im frühen Mittelalter demonstriert, sondern auch die Akzeptanz der Medizin und ihre beginnende Emanzipation von der autoritativen Theologie ankündigt.

Quellen:

GALEN:
De compositione medicamentorum secundum locos
- *De compositione medicamentorum secundum locos*, in: Opera omnia 12,378 - 13,361 (hrsg. und [lat.] übers. von C.G. KÜHN), Leipzig 1826. 1827 (Nachdruck Hildesheim 1965).

Quod animi mores corporis temperamenta sequantur
- *Galeni liber, quod animi mores corporis temperamenta sequantur*, in: Opera omnia 4 (hrsg. und [lat.] übers. von C.G. KÜHN), Leipzig 1822 (Nachdruck Hildesheim 1964), 767-822.
- *Galen: Daß die Vermögen der Seele eine Folge der Mischungen des Körpers sind* (übers. von E. HAUKE = Abhandlungen zur Geschichte der Medizin und der Naturwissenschaften 21), Berlin 1937.

GARIOPONTUS:
- *Garioponti ... ad totius corporis aegritudines remediorum PRAXEON*, Basel 1531.
- *Passionarius Galeni ... a doctis medicis multum desideratus: egritudines a capite ad pedes usque complectens ...*, Lyon 1526.

HIPPOCRATES (LATINUS):
Prognosticon
- ALEXANDERSON, B., *Die hippokratische Schrift Prognostikon. Überlieferung und Text* (Acta Universitatis Gothoburgensis. Studia Graeca et Latina Gothoburgensia 17), Göteborg 1963, 124-154.

HUGO DE FOLIETO:
De avibus
- PL 177, 13-56.

De claustro animae
- PL 176, 1017-1182.
De medicina animae
- PL 176, 1183-1202.
De nuptiis
- PL 176, 1201-1218.
Liber de Pastoribus et Ovibus
- CLERCQ, C. DE, Le ‚Liber de Pastoribus et Ovibus' d'Hugues de Fouilloi, in: Archivum Latinitatis Medii Aevi 31 (1961), 77-107.
Liber de rota praelationis et de rota simulationis
- CLERCQ, C. DE, Le ‚Liber de Rota Verae Religionis' d'Hugues de Fouilloi, in: Archivum Latinitatis Medii Aevi 29 (1959), 219-228 und 30 (1960), 15-37.

HUGO VON ST.-VICTOR:
De bestiis et aliis rebus
- PL 177, 13-164.

LORSCHER ARZNEIBUCH:
- Das Lorscher Arzneibuch, Faksimile mit deutscher Übersetzung, 2 Bde. (hrsg. von U. STOLL / G. KEIL), Stuttgart 1989.

SPECULUM VIRGINUM:
- Speculum virginum (hrsg., übers. und eingel. von J. SEYFARTH = Fontes Christiani 30/1-3), Freiburg u.a. 2001 (im Druck).

WILHELM VON CONCHES:
Philosophia mundi
- Philosophia mundi. Ausgabe des 1. Buches von Wilhelm von Conches ‚Philosophia' (hrsg., übers. und mit Anm. versehen von G. MAURACH), Pretoria 1974.

VERGIL:
Aeneis
- Aeneidos libri, in: P. Vergili Maronis opera (hrsg. von R.A.B. MYNORS = OCT), Oxford 1969 (Nachdruck 1990), 103-422.

VINDICIAN:
- Vindician, Helvius, Epistula ad Pentadium nepotem, in: Theodorus Priscianus. Euporiston libri III (hrsg. von V. ROSE), Leipzig 1894, 484-492.

Literatur:

BAUER, G., *Claustrum animae. Untersuchungen zur Geschichte der Metapher vom Herzen als Kloster,* München 1973.

BECCARIA, A., *I codici di medicina del periodo presalernitano. Secoli IX, X e XI* (Storia e Letteratura 53), Rom 1956.

BIESTERFELDT, H.H., *Galens Traktat ‚Daß die Kräfte der Seele den Mischungen des Körpers folgen' in arabischer Übersetzung* (Abhandlungen für die Kunde des Morgenlandes 40/4), Wiesbaden 1973.

BIESTERFELDT, H.H., *Ǧālīnūs Quwā n-nafs. Zitiert, adaptiert, korrigiert,* in: Der Islam 63 (1986), 119-136.

FICHTNER, G., *Christus als Arzt. Ursprünge und Wirkungen eines Motivs,* in: Frühmittelalterliche Studien 16 (1982), 1-18.

FICHTNER, G., *Christus medicus,* in: Lexikon des Mittelalters 2 (1983), Sp. 1942.

FISCHER, K.-D., *Vindicianus, Helvius,* in: Lexikon des Mittelalters 8 (1997), Sp. 1702.

FISCHER, K.-D., *Vindicianus,* in: Handbuch der lateinischen Literatur 6, § 607,1.

GOLTZ, D., *Mittelalterliche Pharmazie und Medizin. Dargestellt an Geschichte und Inhalt des Antidotarium Nicolai* (Veröffentlichungen der Internationalen Gesellschaft für Geschichte der Pharmazie 44), Stuttgart 1976.

GOLTZ, D., *Säfte, Säftelehre,* in: Historisches Wörterbuch der Philosophie 8, Darmstadt 1992, Sp. 1119-1126.

HARNACK, A. VON, *Medicinisches aus der ältesten Kirchengeschichte,* Leipzig 1892.

KEIL, G., *Gariopontus,* in: Lexikon des Mittelalters 4 (1988), Sp. 1117.

KLIBANSKY, R. / PANOFSKY, E. / SAXL, F., *Saturn und Melancholie. Studien zur Geschichte der Naturphilosophie und Medizin, der Religion und der Kunst* (übers. von C. BUSCHENDORF), Frankfurt a.M. 1990.

KOTTJE, R., *Hrabanus Maurus,* in: Lexikon des Mittelalters 5, 1. Lieferung (1990) Sp. 144-147.

KUTZER, M., *Temperament,* in: Historisches Wörterbuch der Philosophie 10, Darmstadt 1998, Sp. 981-986.

LOVEJOY, A.O., *Die große Kette der Wesen. Geschichte eines Gedankens* (engl. Originaltitel: *The Great Chain of Being,* 1933), übers. von D. TURCK, Frankfurt a.M. 1985.

MAURACH, G., *Philosophia mundi. Ausgabe des 1. Buches von Wilhelm von Conches ‚Philosophia'. Mit Anhang, Übersetzung und Anmerkungen,* Pretoria 1974.

MOJSISCH, B. / JECK, U.R. / PLUTA, O., *Seele,* in: Historisches Wörterbuch der Philosophie 9, Darmstadt 1995, Sp. 1-22.

OHLY, F., *Probleme der mittelalterlichen Bedeutungsforschung und das Taubenbild des Hugo de Folieto,* in: ders., Schriften zur mittelalterlichen Bedeutungsforschung, Darmstadt 1977, 32-92.

OHLY, F., *Vom geistigen Sinn des Wortes im Mittelalter*, in: ders., Schriften zur mittelalterlichen Bedeutungsforschung, Darmstadt 1977, 1-92.

PELTIER, H., *Hugues de Fouilly. Chanoine régulier, prieur de Saint-Laurent-au-Bois*, in: Revue du Moyen Age Latin 2 (1946), 25-44.

REINITZER, H., *Vom Vogel Phoenix. Über Naturbetrachtung und Naturdeutung*, in: Natura loquax. Naturkunde und allegorische Naturdeutung vom Mittelalter bis zur frühen Neuzeit (hrsg. von W. HARMS / H. REINITZER = Mikrokosmos 7), Frankfurt a.M. / Bern / Cirencester (UK) 1981, 17-72.

RIEBOLD, L., *Stufen*, in: Historisches Wörterbuch der Philosophie 10, Darmstadt 1998, Sp. 352-368.

SCHADEWALDT, H., *Die Apologie der Heilkunst bei den Kirchenvätern*, in: Veröffentlichungen der Internationalen Gesellschaft für Geschichte der Pharmazie NF. 26 (Stuttgart 1965), 115-130.

SCHNEIDER, W., *Pflanzliche Drogen. Sachwörterbuch zur Geschichte der pharmazeutischen Botanik,* Teil 2 und Teil 3 (Lexikon zur Arzneimittelgeschichte 5/2-3), Frankfurt a.M. 1974.

SCHÖNER, E., *Das Viererschema in der antiken Humoralpathologie* (Sudhoffs Archiv, Beiheft 4), Wiesbaden 1964.

SCHUPPISSER, F.O., [Veröffentlichung im Internet: http://mypage.bluewin.ch/schupposc/hugo.htm-11.5.2001]

SEYFARTH, J., *Speculum virginum*, siehe: Quellen.

SUDHOFF, K., *Die pseudohippokratische Krankheitsprognostik nach dem Auftreten von Hautausschlägen, ‚Secreta Hippocratis' oder ‚Capsula eburnea' benannt*, in: Sudhoffs Archiv 9 (1916), 79-116.

SUDHOFF, K., *Eine Verteidigung der Heilkunde aus den Zeiten der ‚Mönchsmedizin'*, in: Sudhoffs Archiv 7 (1913-1914), 223-237. 362.

WÖHRLE, G., *Studien zur Theorie der antiken Gesundheitslehre* (Hermes 56), Stuttgart 1990.

ZIEGLER, J., *Medicine and Religion c. 1300. The Case of Arnau de Vilanova*, Oxford 1998.

Christian Schulze

Christliche Ärztinnen in der Antike

1. Vorbemerkungen

Über das medizinische Personal in der Antike sind wir relativ gut unterrichtet. Eine Vielzahl von Quellen aus den drei Bereichen Literatur, Inschriften[1] und Papyri gibt Auskunft über Namen, Tätigkeitsfelder, Status und anderes. Während über manche Ärzte äußerst zahlreiche und umfangreiche Angaben zu eruieren sind – zu nennen sind Portalfiguren wie Herophilos oder Galen –, kennen wir von vielen Vertretern des Faches allerdings nicht mehr als den Namen.

Ein bislang selten thematisierter Punkt betrifft die Frau innerhalb des antiken Medizinpersonals: „Die Ärztin lassen wir hier aus; sie beansprucht, so meinen wir, gerade im römischen Bereich eine eigene Untersuchung"[2] formulierte KUDLIEN 1986 zu Recht. Nach wie vor umstritten ist beispielsweise der genaue Anteil der Ärztinnen am Gesamtärztestand, die gesellschaftliche Stellung und die Tätigkeitsfelder im breiten Spektrum der griechisch-römischen Medizin.[3] Zum einen fehlt eine grundlegende Materialsammlung – eine Zusammenstellung aller literarischen, epigraphischen und papyrologischen Zeugnisse –, zum anderen evozieren die relativ wenigen, immer wieder herangezogenen Namen und Textstellen recht verschiedene Interpretationen.

Die bedauerliche Forschungslage ist um so verwunderlicher, da Medizinerinnen kein ‚Augenblicksphänomen' waren, keine Ausnahmeerscheinungen, die vielleicht nur kurz und vorübergehend die antike Bühne betreten hätten. Zu den frühesten Zeugnissen zählt ein Grabrelief aus dem 4. vorchristlichen Jahrhundert

---

[1] Die für unser Thema nur am Rande interessanten Graffiti, Ostraka und Tablets seien hierzu gezählt.
[2] KUDLIEN, *Stellung des Arztes* 10 (mit Anm. 52).
[3] Zum weiblichen Medizinpersonal in der Antike vgl. unter anderem BAADER, *Spezialärzte* 1967, 233; BLOCH, *Die ärztlichen Standesverhältnisse* 576f.; DIEPGEN, *Frauenheilkunde in der Alten Welt* 305-308; EICHENAUER, *Zur Arbeitswelt der Frau in der römischen Antike*, spez. 148-291; FIRATLI/ROBERT, *Les stèles funéraires* 175-178 (grundlegend); GAZZANIGA, *Women in Medical Profession;* GOUREVITCH, *La gynécologie* 286ff. u.ö.; HOYO CALLEJA, *La mujer y la medicina* 125-142; KRUG, *Heilkunst* 195-197; KUDLIEN, *Der griechische Arzt* 88f.; DERS., *Medical Education* 17f.; KÜNZL, *Gräber römischer Chirurginnen;* LE GALL, *Métiers de femmes* 123-130; NICKEL, *Weibliche Medizinalpersonen;* OEHLER, *Epigraphische Beiträge* passim; PLATIEL, *Spezialistentum* 67f.; POLLAK, *Wissen und Weisheit* 224f.; PRIORESCHI, *Roman Medicine* 3, 601-603; SCHUBERT/HUTTNER, *Frauenmedizin*, spez. 487-489. 492f.

aus Menidi in Attika. Es zeigt die „Hebamme und Ärztin" Phanostrate.[4] Ärztinnen lassen sich von diesem Zeitpunkt an bis in die Spätantike relativ zahlreich belegen.

Der vorliegende Beitrag thematisiert einen bestimmten, zunächst als relativ begrenzt einstufbaren Ausschnitt dieses Themas, nämlich die christlichen Ärztinnen. Christliche Ärztinnen sind vor allem epigraphisch bezeugt, und hier ausschließlich durch Grabinschriften. Daneben finden sich wenige literarische Erwähnungen; Papyrusmaterial ist mir bislang nicht bekannt geworden.[5]

Die folgende Untersuchung will sich auf die epigraphischen Erwähnungen (in alphabetischer Reihenfolge) beschränken, da diese in gewisser Weise die unabhängigeren Zeugnisse darstellen: Grabinschriften sind nämlich mit einer anderen Intention verfaßt worden als literarische Texte. Sie gelten der genannten Person oder Gruppe direkt, während bei literarischen Erwähnungen zunächst der Kontext aufzuarbeiten und die genannte Person erst dann in diesem Zusammenhang zu plazieren wäre.[6] Zudem läßt sich bei den in der Literatur zu findenden Ärztinnen meist nicht mit gleicher Sicherheit eruieren, ob sie christlichen Glaubens waren. Grabsteine geben hier meist durch die verwendete Symbolik wie Kreuz oder Christogramm[7] oder durch speziell christliche Formulierungen sicherere Auskunft. Inschriftensteine ermöglichen nicht zuletzt auch besser einen Überblick über die lokale Verteilung der zu untersuchenden Berufs- bzw. Glaubensgruppe, sofern sich die Tituli noch einigermaßen in situ befinden.

Zunächst also seien die epigraphischen Zeugnisse vorgestellt, jeweils flankiert von einer Übersetzung und einigen Angaben oder kommentierenden Be-

---

[4] Die dazugehörige Inschrift lautet: Μαῖα καὶ ἰατρὸς Φανοστράτη ἐνθάδε κεῖται | οὐθενὶ λυπηρά, πᾶσιν δὲ θανοῦσα ποθεινή – „Die Hebamme und Ärztin Phanostrate liegt hier. Sie machte niemanden betrübt, von allen aber wird sie, da sie jetzt tot ist, vermißt." Dazu z.B. FIRATLI/ROBERT, *Les stèles funéraires* 176; KRUG, *Heilkunst* 195f.; HILLERT, *Antike Ärztedarstellungen* 77-79.

[5] Die weitgehend vollständige Übersicht über das Vorkommen von ἰατροί auf Papyri bei HARRAUER, *Corpus Papyrorum Raineri* 89-100, nennt nicht eine einzige Ärztin, weder eine christliche noch eine heidnische; ebensowenig SUDHOFF, *Ärztliches aus den griechischen Papyrusurkunden*.

[6] Dies betrifft natürlich nicht nur Ärztinnen. Wenn z.B. Galen, *Meth. med.* 1,1 (10,5 KÜHN) über den Kleinasier Thessalos von Tralleis schimpft – dieser hatte angeboten, jeden Lernwilligen in sechs Monaten die Heilkunst zu lehren –, dann haben wir es mit etwas anderem zu tun als einer objektiven Beschreibung dieses Arztes. Mit Hilfe solcher Textstellen lassen sich dafür andere Fragen beleuchten, so z.B. die nach dem standesinternen Konkurrenzdenken. Zu den in der griechisch-römischen Literatur erwähnten christlichen Ärztinnen siehe die Zusammenstellung bei EICHENAUER, *Zur Arbeitswelt der Frau in der römischen Antike*, spez. 181ff. (ebd. 175 auch eine vielleicht jüdische Ärztin Salome, erwähnt von Galen [13,507 KÜHN])

[7] Eine schnelle, aber fundierte Übersicht zu solcher Symbolik bei GOSE, *Inschriften in Trier* 128f.

merkungen. Im Anschluß daran sollen einige Beobachtungen formuliert werden, die sich aus dem Material ergeben. Diese wiederum mögen helfen, neues Licht auf einige strittige Punkte zum Gesamtthema „antike Ärztin" – pagan wie christlich – zu werfen. Schließlich sei der Frage nachgegangen, weshalb sich gerade auf christlicher Seite ein, wie wir sehen werden, offenbar nicht unerhebliches Interesse der Frauen am Arztberuf entwickelt hat.

2. Die Zeugnisse

Als erstes Beispiel ist die Ärztin Amazone zu nennen, deren Grabstein man an der Theodosianischen Landmauer von Konstantinopel gefunden hat:[8]

(Nr. 1)

ἐ(ν)θάδε κατάκιτε ἰα-
τρίνα 'Αμαζόνη.
'Αμα[ζ]όνη πιστὴ
δουλὴ τοῦ [Θ](εο)ῦ [ἀ]ρέ-
σουσα Θ(ε)ῷ καὶ ἀν-
θρώποις.

„*Hier ruht die Ärztin Amazone. Amazone, eine treue Magd Gottes, soll Gott und den Menschen gefallen.*"

Freilich könnte mit Θεοῦ (Zeile 4) und Θεῷ (Zeile 5) auch ein anderer Gott gemeint sein als der christliche, die Ausdrucksweise „Magd Gottes" aber scheint hinreichend zu sein, um Amazone als eine Christin zu identifizieren.[9] Leider findet sich auf dem Grabstein kein Kreuz, Christogramm oder ähnliches. Amazone wird als ἰατρίνα bezeichnet, also mit dem aus ἰατρός („Arzt") abgeleiteten Femininum.[10] Die exakte der Datierung der Inschrift scheint nicht möglich.

Der folgende Titulus aus Çesmeli Zebir, Lykaonien, nennt ein Ärzte-Ehepaar (epigraphisch auf paganer wie christlicher Seite selten bezeugt). Der Archiater Aurelios Gaios hat den Grabstein für seine Gattin Augusta errichtet, die ebenfalls

---

[8] Wiedergabe nach FIRATLI/ROBERT, *Les stèles funéraires* 177.
[9] In Anlehnung an Lk 1,38.
[10] Zur Ableitung und zu den Bedeutungsschattierungen von ἰατρίνα (die wohl häufiger zu findende Form ist ἰατρίνη) vgl. FIRATLI/ROBERT, *Les stèles funéraires* 175f. Die Bedeutungen der hier und im folgenden genannten medizinischen Berufsbezeichnungen erfolgt später unter Punkt 2.

dieses Amt bekleidete (ἀρχιειάτρηνα, auch dies offenbar ein analog gebildetes Femininum [s.o.]):[11]

(Nr. 2)

† Αὐρ(ήλιος) Γάιος ἀρχι-
ειατρὸς ἀνέσ-
τησα εἰστήλην
θῇ συμβίου μου
Αὐγούστης, ἀρχι-
ειάτρηνα ἥτις
φολλῶν σώμα-
[σι]ν ἀ[ρ]ρώσθων
[ἴασι]ν δέδω-
[κε, ἧς] δώσι αὐτῆς
[σ(ωτὴ)ρ Ἰ(ησοῦ)ς] Χρ(ιστὸ)ς ἀμ[οι]-
[βὴν----]

„Ich, der Archiater Aurelios Gaios, habe hier den Grabstein aufgestellt für meine Gattin Augusta, die als Archiatrina den Körpern vieler Kranker ein Heilmittel gab, wofür ihr ihr Heiland Jesus Christus einen entsprechenden Lohn geben wird."

Aurelios Gaios und Augusta sind durch das Kreuz vor dem Text eindeutig als Christen ausgewiesen, ebenso durch die Erwähnung des Heilands Jesus Christus in Zeile 11. Die Inschrift zeigt einige sprachliche Auffälligkeiten: θῇ für τῇ (Zeile 4), ἥτις anstelle des normalen Relativpronomens (Zeile 6) oder φολλῶν für πολλῶν (Zeile 7). Bei den teilweise unsicheren Ergänzungen in den Zeilen 9-12 folge ich den überzeugenden Vorschlägen CALDERS.

Aus Korykos in Kilikien stammt die nächste Inschrift. Es handelt sich um das Grab der ἰατρίνη Basilous. Wieder ist die Inschrift durch das Kreuz am Anfang als christlich ausgewiesen.[12]

---

[11] Literatur: FIRATLI/ROBERT, *Les stèles funéraires* 177, und CALDER, *Monumenta Asiae minoris antiqua* 7, Nr. 566. Die Formen mit ει- statt mit ι- begegnen epigraphisch ziemlich häufig, vgl. z.B. NUTTON, *Five Inscriptions of Doctors* 98f., Nr. E.

[12] Literatur: CIG Nr. 9164; KEIL, *Monumenta* 142, Nr. 269; OEHLER, *Epigraphische Beiträge* 12; FIRATLI/ROBERT, *Les stèles funéraires* 177; EICHENAUER, *Zur Arbeitswelt der Frau in der römischen Antike* 183 nennt sie fälschlicherweise „Basilla" und gibt überhaupt eine abweichende Lesung der Inschrift.

(Nr. 3)

† σωματοθήκη
Βασιλο(ύ)τος   *(Blatt)*
[ἰα]τρίνης. †

„Sarg der Ärztin Basilous."

Des weiteren ist eine kurze Grabinschrift der Thekla (oder Thekle)[13] aus Seleukia am Kalykadnos erhalten geblieben. Auch sie ist durch das Kreuz, diesmal am Schluß des Titulus, als christlich gekennzeichnet.[14] Datiert wird sie in die Zeit der diokletianischen Christenverfolgungen,[15] was ich indes dem epigraphischen Material nicht zu entnehmen vermag:

(Nr. 4)

θήκη Θέκλης εἰατρίνης. †

„Sarg der Ärztin Thekla."

Im fünften epigraphischen Zeugnis unserer Materialsammlung ist nicht der Verstorbene selbst medizinisch tätig gewesen, wohl aber seine Mutter Stephanis, eine ἰατρόμεα (= ἰατρόμαια). Das Kreuz am Anfang der Inschrift bezeugt streng genommen natürlich nur das Christsein des Georgios, doch dürfen wir mit einiger Sicherheit annehmen, daß auch die explizit namentlich genannten Eltern Christen waren. Der Beruf des Vaters ist nicht ganz klar (μάγκεψ = „Pächter", wohl kein Beruf). Die Inschrift stammt einmal mehr aus Korykos, Kilikien:[16]

(Nr. 5)

† σωματοθήκη Γεωργίο υἱοῦ
Στεφάνου μάγκιπος καὶ
Στεφανίδος ἰατρομέας.

---

[13] So OEHLER, *Epigraphische Beiträge* 122.
[14] Literatur: FIRATLI/ROBERT, *Les stèles funéraires* 177; CIG Nr. 9209; EICHENAUER, *Zur Arbeitswelt der Frau in der römischen Antike* 183.
[15] So HURD-MEAD, *History of Women in Medicine* 77.
[16] Literatur: CALDER, *Monumenta Asiae minoris antiqua* 144, Nr. 292; HAGEL/TOMASCHITZ, *Repertorium der westkilikischen Inschriften* 285, Nr. Kry 543; FIRATLI/ROBERT, *Les stèles funéraires* 176.

„Sarg des Georgios, des Sohnes des Pächters (?) Stephanos und der ärztlich gebildeten Hebamme Stephanis."

Zudem existieren auch lateinische Inschriften zu unserem Thema, wie der folgende Grabstein der Sarmanna aus Kobern-Gondorf zeigt. Sarmanna war eine *medica*. Die Inschrift wird etwa auf die 2. Hälfte des 4. Jahrhunderts / Anfang des 5. Jahrhunderts datiert. Die kreuzförmigen Sternchen beidseits der Formel *in pace* (Zeile 7) stellen wohl stilisierte Christogramme dar.[17] Sprachlich auffällig sind die Vokalverschiebungen von u zu o in *norus* (Zeile 5) und *titolum* (Zeile 6):

(Nr. 6)

Hic iacet Sarman-
na medica. Vixit
pl(us) m(inus) an(nos) LXX. Pientius,
Pientinus, fili et
Honorata norus
titolum posuerun(t).
* In pace *.

„Hier ruht Sarmanna, Ärztin. Sie lebte ungefähr 70 Jahre. Pientius, Pientinus, die Söhne, und Honorata, die Schwiegertochter, haben die Grabinschrift aufgestellt. (Sarmanna ruhe) in Frieden."

Ebenfalls ein lateinisches Zeugnis stellt der außergewöhnlich lange Titulus Nr. 7 dar. Die mit nur 22 Jahren verstorbene Scantia Redempta, die in Zeile 9/10 trotz ihres Alters als *antistes disciplin[ae] | [in] medicina* bezeichnet wird, erhält von ihren Eltern geradezu überschwengliches Lob. Die Inschrift stammt aus Capua und wird von GUMMERUS wegen der vielen orthographischen und grammatikalischen Besonderheiten ins 4. Jahrhundert datiert.[18] Auffällig ist die Form *queius* für *cuius* (Zeile 2/3), *at* für *ad* (Zeile 4) und die Konstruktion *de vitae documenta* in Zeile 3, in der der Genitiv mit *de* (also ohne Ablativ!) zusätzlich markiert wird.[19] Aufgrund zweier Merkmale scheint die Inschrift christlich zu sein: Zum

---

[17] Siehe ENGEMANN/RÜGER, *Denkmäler* 83-85, spez. 85. Weitere Literatur: ROWLAND, *Some New Medici* 176; Ortsgemeinde Kobern-Gondorf 55, Abb. 23.
[18] GUMMERUS, *Ärztestand* Nr. 218. Weitere Literatur: DIEHL, *Inscriptiones Latinae christianae* 121, Nr. 615; CIL 10, Nr. 3980 add. p. 976 DE 7805; EICHENAUER, *Zur Arbeitswelt der Frau in der römischen Antike* 214 et passim.
[19] Erinnert an den späteren französischen Teilungsartikel.

einen deutet der Name Redempta[20] darauf hin, zum anderen heißt es in Zeile 6/7 *deificae sanctitatis pudicitiae.*[21]

(Nr. 7)

Scantiae Redemptae in-
comparabilissimae feminae, que-
ius de vitae documenta non sufficit
mediocritas hominum at cumulum laudis
pervenire. Fuit namque iuvenis ista
omni genere laudis condigna: primo deificae
sanctitatis pudicitiae, vallata honestate morum
[in]nata, piaetas in parentibus procliva, castitate inlustris
[t]enacitatis, magistra (v)er(e)cundiae, antist(e)s disciplin[ae]
[in] medicina fuit et innocentiae singularis
[t]alis fuit, ut esset exemplum. Matrimoni fuit t[alis],
ut contemneret iuventutem, nam maritus am[isit]
coiugem familiarem salutis et vitae suae nut[ric(em)]
Haec vixit annis XXII, mensib(us) X
Fl(avius) Tarentinus et Scantia Redempta
parentes filiae dulcissimae
sibique fecerunt.

„*Für Scantia Redempta, eine ganz unvergleichliche Frau. Es übersteigt das Maß menschlicher Fähigkeit, die Taten deines Lebens zum Gipfel des Ruhms gelangen zu lassen. Denn diese junge Frau war des Lobes jeder Art ganz würdig: zuersteinmal war sie von der Ehrwürdigkeit gottgemachter Keuschheit und geschützt durch den ihr angeborenen sittlichen Anstand, ihre Frömmigkeit war den Eltern zugeneigt, sie war berühmt für ihre unverrückliche Sittenreinheit, eine Lehrerin des Anstandsgefühls, sie war eine Wissenschafts-Meisterin in der Medizin und von einer derartig einzigartigen Rechtschaffenheit, daß sie ein Vorbild war. Ihre Ehe war so beschaffen, daß sie das Jugendalter verachtete, denn ihr Ehemann hat seine Gattin verloren, die Nährerin seines Wohls und Lebens. Sie lebte 22 Jahre und 10 Monate. Die Eltern Flavius Tarentinus und Scantia Redempta ließen (dieses Grabmal) für ihre liebste Tochter und für sich selbst anfertigen.*"

Die folgende, aus Athen stammende Inschrift nennt die ἰατρίνη Sosanna, die man aufgrund des Wortes „Erzengel" (ἀρχάγγελος) in Zeile 2 wohl als Christin

---

[20] Also eigentlich „die Erlöste".
[21] Belege für die speziell christliche Verwendung (*deificare* u.a.) bei DIEHL, *Inscriptiones Latinae christianae* 121, Nr. 615.

identifizieren darf, obgleich der Sinn dieser nicht komplett erhaltenen Zeile nicht ganz klar ist.[22]

(Nr. 8)

[κοιμητήριο]ν Σωσάννας ἰατ[ρ]ίνης
[-----]ην πλι(σ)ίον τοῦ ἀρχαγγέλου.

„Ruhestätte der Ärztin Sosanna, ... in der Nähe des Erzengels."

Der Vollständigkeit halber erwähnt sei eine weitere Inschrift, in der eine gewisse Restituta begegnet. Diese Restituta wird gelegentlich für eine Christin gehalten.[23] Ich vermag an der Inschrift nichts zu entdecken, was sie definitiv als Christin ausweisen würde. In den IG 14 (KAIBEL) ist keine christliche Symbolik wiedergegeben,[24] der Sprachgebrauch bleibt unauffällig und aus der Fundortangabe sind keine Schlüsse in unserem Sinne zu ziehen.[25] Restituta war offenbar die Schülerin des kaiserlichen Arztes Tiberios Klaudios Alkimos, wird daher folgerichtig wohl eine (zumindest angehende) Medizinerin gewesen sein.

(Nr. 9)

Τι(βερίῳ)[26] Κλαυδίῳ
Ἀλκίμῳ ἰατρῷ
Καίσαρος ἐποί-
ησε Ῥεστιτο-
ῦτα πάτρω-
νι καὶ καθηγ-
ητῇ ἀγα-
θῷ καί ἀξίῳ.
ἔζη ἔτη
πβ'.

---

[22] Literatur: FIRATLI/ROBERT, Les stèles funéraires 177; IG 3, Nr. 3452.
[23] Siehe z.B. OEHLER, Epigraphische Beiträge 12; BLOCH, Die ärztlichen Standesverhältnisse 577, Anm. 1, und BLOCH, Byzantinische Medizin 494. Gute Wiedergabe der Inschrift in den IG 14, Nr. 1751.
[24] Auch aus der Wiedergabe bei GUMMERUS, Ärztestand Nr. 146, ist nichts Weiteres zu entnehmen. Allerdings scheint auch er die Restituta nicht für eine Christin zu halten, da er nicht, wie er es sonst aber bei christlichen Tituli meist tut, eigens darauf hinweist.
[25] Die Inschrift stammt aus Rom: „1751 Romae ad radices Capitolii Tiberim versus SMET. Apud plateam piscatoriam nuperrime inventum FERR." usw. (IG 14, 1751).
[26] Die wahrscheinlichste Ergänzung.

„*Restituta errichtete (dieses Grabmal) für den kaiserlichen Arzt Tiberios Klaudios Alkimos, für (meinen) guten und würdigen Schutzherrn und Lehrer. Er wurde 82 Jahre alt.*"

3. Beobachtungen und Schlußfolgerungen

Das aufgeführte epigraphische Material läßt trotz des relativ bescheidenen Umfangs mehrere Schlüsse zu, die im folgenden mit der gebotenen Vorsicht gezogen und – auch im Rückgriff auf die Forschungslage zum Thema „Ärztin" allgemein – diskutiert werden sollen.

a) Die Inschriften stammen aus ganz verschiedenen Teilen des römischen Reiches. Die Fundorte erstrecken sich von Kilikien (Thekla) und Byzanz (Amazone) im Osten bis nach Kobern-Gondorf[27] (Sarmanna) im Nordwesten. Christliche Ärztinnen waren offenbar kein nur „lokales Phänomen". Gleiches läßt sich im übrigen für das heidnische weibliche Medizinpersonal feststellen.[28] Damit geht einher, daß sich die Präsenz von christlichen Ärztinnen nicht nur auf den griechischen oder auf den lateinischen Sprachraum beschränkte; die Tituli der Sarmanna und der Scantia Redempta sind – fundortbedingt – lateinisch, die Sprache der anderen Grabinschriften ist griechisch. Es bedurfte offenbar keiner besonderen lokalen Bedingungen (jedenfalls keiner, die sich aus dem Material unmittelbar ergäben), daß auch Christinnen den Medizinberuf ergreifen konnten.

b) Im Rahmen eines an der Ruhr-Universität Bochum eingerichteten DFG-Projektes mit dem Titel „Spätantike Ärzte im christlichen Kontext – Prosopographische Bestandserhebung, ärztliche Ethik bei Christen und ihre Rolle beim Wissenstransfer an die arabische Welt und das frühmittelalterliche Europa" wurden neben den oben aufgeführten 8 Ärztinnen[29] bislang insgesamt 79[30] christliche Ärzte auf lateinischen und griechischen Inschriften eruiert. Der Anteil weiblicher Ärzte bei den Christen beträgt nach dieser notwendigerweise groben Orientierung also leicht über 10%.[31]

---

[27] Heute im Mayen-Koblenz-Kreis.
[28] Vgl. jeweils die Ortsangaben bei den unter Punkt b) genannten Ärztinnen (siehe GUMMERUS, *Ärztestand*, ROWLAND, *Some New Medici* und REMY, *Nouvelles inscription*).
[29] Ohne die Restituta-Inschrift (s.o.).
[30] In dieser Zahl sind diejenigen Inschriften nicht berücksichtigt, auf denen das christliche Medizinpersonal aus verschiedenen Gründen (fragmentarischer Erhaltungszustand, Unleserlichkeit usw.) anonym bleibt. Wir wissen also nicht, ob es sich im Einzelfall um einen Mann oder um eine Frau handelt.
[31] Bezieht man Restituta noch mit ein, liegt der Anteil bei 11,4%.

Wie hoch ist dagegen der Frauenanteil am Ärztestand auf heidnischer Seite? Leider steht, wie oben schon angedeutet wurde, eine exakte Bestimmung noch aus. Es sei daher gestattet, auf folgende Weise einen Anhaltspunkt zu gewinnen:
Mehrfach hat man versucht, das Medizinpersonal in Griechenland und Rom durch die Auswertung von Inschriften näher zu charakterisieren.[32] Als besonders ergiebig erweist sich dabei, trotz methodischer Mängel im Detail, die Sammlung weströmischer Inschriften von GUMMERUS, die 1932 publiziert und später, 1977 und 1987, von anderer Hand in den Epigraphica fortgeführt wurde (Neufunde, Übersehenes etc.).[33] Insgesamt wurden in diesen Publikationen 446 Inschriften zusammengetragen (403 von GUMMERUS, 34 von ROWLAND, 9 von REMY). Von diesen Inschriften dürfen etwa 423 als heidnisch gelten, zumindest weist nichts zwangsläufig auf einen christlichen Bezug hin.[34] In diesen Inschriften wiederum finden sich 20 heidnische Ärztinnen.[35] Der Anteil von Frauen am heidnischen Arztpersonal liegt demnach bei 4,7%, ist also offenbar niedriger als auf christlicher Seite (über 10%).

Diese Werte mögen uns im folgenden als ungefährer Anhaltspunkt dienen. Die Betonung liegt dabei auf ‚ungefähr', denn unser kleiner Vergleich beruht, wie erwähnt, nicht auf einer exakt übereinstimmendenen Ausgangsbasis: GUMMERUS und die späteren Bearbeiter haben sich auf die *weströmischen* Inschriften konzentriert, wir betrachten im Zusammenhang mit den christlichen Ärzten und Ärztinnen auch den oströmischen Reichsteil.[36] Zudem ist unklar, welche Bedeu-

---

[32] So z.B. GUMMERUS, *Ärztestand;* KORPELA, *Medizinpersonal;* BAADER, *Ärzte auf pannonischen Inschriften;* vgl. auch die Angaben im folgenden.

[33] Vgl. GUMMERUS, *Ärztestand;* ROWLAND, *Some New medici;* REMY, *Nouvelles inscriptions.*

[34] Christlich sind (nach GUMMERUSscher Zählung, die auch von ROWLAND und REMY weitergeführt wird) folgende Nummern: 89, 93, 98, 129, 131, 134, 135, 159, 160, 161, 162, 206, 218, 227, 240, 285 (?), 304, 318, 335, 354, 379, 410, 419.

[35] Ärztinnen im engeren Sinn; zu dieser Eingrenzung siehe GUMMERUS, *Ärztestand* 15. Es sind dies die Nummern: 29, 32, 42, 59, 62 (*iatromea*, zu diesem Terminus später), 63, 111, 112, 113, 114, 146, 186, 203, [nicht 218: christlich, nämlich Scantia Redempta, s.o.], 273, 295, 316, 323, 343, 358. In Nr. 186 verweist GUMMERUS auf eine im Terrakottarelief abgebildete Hebamme, Nr. 300 nennt eine *obstetrix*), in Nr. 365(b) lehnt GUMMERUS die Ergänzung med(ica) ab. In der Fortführung der GUMMERUSschen Liste durch ROWLAND, *Some New Medici* 174-179, finden sich zwei weitere Ärztinnen (Nr. 410 [die aber christlich ist: Sarmanna!] und 437 in der nach GUMMERUS fortgesetzten Zählung). Die neuerliche Erweiterung der Liste durch REMY, *Nouvelles inscriptions* 261-264, nennt keine weiteren Ärztinnen im engeren Sinne, wohl aber eine ops[tetrix?] (Nr. 446).

[36] Ob dies allerdings eine entscheidende Rolle spielt, vermag ich nicht zu sagen. Daneben ist noch zu berücksichtigen, daß nicht alle Inschriften *genau einen* Arzt nennen, vgl. z.B. GUMMERUS, *Ärztestand* Nr. 121 („Auf der Basis einer Amazonenstatue im Vatikan-Museum: *Translata de schola medicorum*") oder Nr. 136 („Grabepigramm ohne Namen V. 5 u.f.: *Irrita letiferos auxit medicina dolores, / crevit et humana morbus ab arte meus*").

tung dem Überlieferungszufall gerade bei den Inschriften zukommt. Tendenziell werden eher christliche Inschriften überdauert haben als heidnische, deren aktive Erhaltung einer immer weiter christianisierten Umwelt gewiß nicht primär am Herzen lag. Eine andere Gefahr besteht darin, Inschriften für heidnisch zu halten, obgleich z.B. der Verstorbene Christ war. Der betreffende Grabstein muß ja nicht *zwangsläufig* ein christliches Symbol oder eine christliche Formulierung aufweisen, vor allem dann nicht, wenn er zur Zeit einer Christenverfolgung aufgestellt wurde.

In Anbetracht dieser Unwägbarkeiten wollen wir also nicht bestimmen, um *wieviel* größer der Anteil christlicher Ärztinnen als der Anteil heidnischer Ärztinnen an ihrer jeweiligen Gesamtbezugsgruppe ist, sondern vorsichtshalber sei lediglich konstatiert, *daß* er größer ist. Zumindest – und das geht zweifelsfrei aus dem epigraphischen Material hervor – scheint es bei Christen nicht ungewöhnlicher als unter Heiden gewesen zu sein, wenn Frauen in der (späteren) Antike einen Medizinalberuf ergriffen.

c) Der soziale Status des Arztes und sein gesellschaftliches Prestige im römischen Reich sind kontrovers diskutierte Themen in der medizinhistorischen Forschung. Vor allem hinsichtlich der Situation in der späten Republik und der frühen Kaiserzeit gehen die Meinungen weit auseinander. Wie lange galt der Arztberuf als sozial minderrangig? Setzte sich der Ärztestand bis in die Kaiserzeit fast ausschließlich aus Fremden, Sklaven und Freigelassenen zusammen? Gehörte die Medizin gar zu den *artes sordidae?* Warum hat die Medizin letztlich keine Aufnahme in den Kanon der *artes liberales* gefunden? Diese Fragen sollen hier nicht von Neuem aufgerollt werden,[37] für die spätere Kaiserzeit aber können die epigraphischen Befunde einen Fingerzeig geben:

Die Angabe „Arzt" gehört – unabhängig davon, ob der Verstorbene Heide oder Christ war – zu den am häufigsten auf Grabsteinen mitgeteilten Berufsangaben.[38] Man schämte sich offenbar nicht, seine Profession an einer Stelle zu vermerken, die den Toten ein letztes Mal, für lange Zeit, in positiver Weise in Erinnerung halten sollte. Immer wieder werden die medizinischen Verdienste offensiv herausgestellt, zum Teil mit Bildern illustriert.[39] Wäre die ärztliche Tätig-

---

[37] Vgl. dazu z.B. FISCHER, *Entwicklung des ärztlichen Standes;* GUMMERUS, *Ärztestand* 5-8; SCHULZE, *Entwicklung der Medizin;* besonders aber KUDLIEN, *Stellung des Arztes* passim, der manch althergebrachte Ansicht mit kenntnisreich dargebotenem Material als bloßes Vorurteil entlarvt, besonders, was die vermeintliche soziale Minderrangigkeit des frühkaiserzeitlichen Medizinpersonals betrifft.
[38] Vgl. als ersten Hinweis DIEHL, *Inscriptiones Latinae christianae* S. 115-141, der einen Teil seiner von ihm berücksichtigten Inschriften nach Berufen ordnet. Stichproben mit Hilfe der PHI #7 CD-ROM haben dies bestätigt: Bäcker, Lehrer, Architekten und andere Berufsangaben begegnen nicht so häufig wie der Arzt.
[39] Siehe z.B. CIL 14, 3030 (auch bei DESSAU, *Inscriptiones Latinae selectae* Nr. 7788): Ein Grabcippus aus Praeneste mit Reliefdarstellung chirurgischer Instrumente. Die In-

keit wirklich über lange Zeit so minderrangig geblieben, wie sie in der früheren Zeit der römischen Republik vielleicht einmal gewesen sein mag – selbst dies könnte man bezweifeln –, dann hätte der Verstorbene bzw. seine Angehörigen ja darauf verzichten können, mitzuteilen, wie man sein Geld verdient hat; in jedem Fall aber wäre die Berufsangabe *medicus* oder ἰατρός nicht zu einer der am häufigsten angegebenen Professionen auf Grabsteinen geworden. Zudem werden mindestens einige der uns durch Grabtituli bekannten Ärzte nicht ganz mittellos gewesen sein.[40] Die Anfertigung eines Grabes kostete zuweilen viel Geld, da nicht nur das Material selbst bezahlt werden mußte, sondern auch der Steinmetz oder gar ein mit der Anfertigung eines ganzen Grabgedichtes beauftrager Verfasser. Viele Ärzte werden also mit ihrem Beruf auch gutes Geld verdient haben, werden vor ihrem Tod finanziell hinreichend abgesichert gewesen sein, wie filigrane Reliefdarstellungen und ähnliches implizit bezeugen. Schon von daher dürfte die oft unterstellte soziale Minderrangigkeit des ärztlichen Handwerks zu relativieren sein.

Auch in christlichen Grabtituli sind Berufsangaben keine Seltenheit. Dies zeigt besonders die oben erwähnte Zahl von Arzt-Inschriften. Auf christlicher Seite gab es ebensowenig Scheu, sich zu dieser Profession zu bekennen wie bei den paganen Medizinern. Und so dürfen wir auch und gerade bei den Ärztinnen annehmen, daß sie mit einem gewissen Selbstbewußtsein auf ihren Beruf verwiesen, beziehungsweise, daß die Angehörigen wohl im Sinne der Verstorbenen gehandelt haben, wenn ebensolches eingemeißelt wurde. So lautet unsere Schlußfolgerung: Die Kombination von Frauenname und Arztberuf in den aufgelisteten Inschriften drückt keine Minderrangigkeit aus, sondern eher das Gegenteil. Diese Frauen waren stolz, sich mit einem solchen Attribut – *medica*, ἰατρίνη u.a. – schmücken zu können.

d) In den Inschriften kommen mehrere Berufsbezeichnungen vor: ἰατρίνη (oder mit der Endung - α), ἰατρόμεα, ἀρχιειάτρηνα, auf Latein *medica* und *antistes disciplinae in medicina*. Trotz des relativ geringen Materials liegt also eine erstaunliche Vielfalt vor. In anderen, hier nicht berücksichtigten Inschriften, kommt mit der Hebamme (μαῖα bzw. *obstetrix*) eine weitere, häufig angegebene Schattierung aus hinzu; man vergleiche zudem die zusammenfassende Aufstellung von Bezeichnungen (zum Teil auch solche, die hier nicht weiter besprochen

---

schrift lautet: *D(is) M(anibus). P(ublio) Aelio Curtano medico amico bene merito A. Curtius Crispinus Arruntianus*. Eine umfassende Darstellung bei HILLERT, *Antike Ärztedarstellungen*.

[40] Daß das unterhalb des Arztes angesiedelte Heilpersonal nicht zwangsläufig arm war, belegt eine andere Beobachtung: Aus flavischer Zeit ist beispielsweise die Hebamme Terentia Prima bekannt, die immerhin so wohlhabend war, daß sie selbst eine Freigelassene in ihrem Haushalt hatte (vgl. SCHUBERT/HUTTNER, *Frauenmedizin* 488; KORPELA, *Medizinpersonal* 91).

werden und nur im paganen Umfeld zu belegen sind) am Ende dieses Abschnittes.

ἰατρίνη ist, wie erwähnt, eine offenbar künstliche Neubildung, nämlich das passende Femininum zu ἰατρός. Sollte man dann aber unter der weiblichen Form eine Frauenärztin, vielleicht ‚nur' eine Hebamme verstehen, wie dies oft getan wurde?[41] Freilich gibt es antike Textstellen, die dies nahelegen, z.B. Galen, *loc. aff.* 6,5 (8,414 KÜHN):

ἐγὼ δὲ θεασάμενος πολλὰς γυναῖκας ὑστερικάς, ὡς αὐταί τε σφᾶς αὐτὰς ὀνομάζουσιν αἵ τ' ἰατρῖναι πρότεραι, παρ' ὧν εἰκός ἐστι κἀκείνας ἀκηκοέναι τοὔνομα, ...[42].
„Ich aber habe viele hysterische Frauen[43] gesehen, wie sie sowohl sich selbst als solche bezeichnet haben, als auch daß Ärztinnen sie zuvor so bezeichnet haben, von denen sie wahrscheinlich diesen Begriff gehört haben, ..."

NICKEL skizziert in seinem Beitrag zunächst die antike Hebammentätigkeit, stellt dann die Termini ἰατρίνη und ἰατρόμαια in den Raum und äußert schließlich den Eindruck, „daß sich die Praxis dieser Medizinerinnen nicht wesentlich von dem Aufgabenbereich der Hebammen unterschied ...".[44] Dies ungefähr gibt die gängige Forschungsmeinung wieder.

Mag man auch tatsächlich nicht immer eine eindeutige Abgrenzung zwischen den Aufgabenbereichen der verschiedenen weiblichen Vertreter des Medizinpersonals vornehmen können,[45] so bleibt doch zu fragen, weshalb eigentlich zu ἰατρός eine Parallelbildung ἰατρίνη aufgekommen sein sollte, wenn

a) inhaltlich gar keine Parallelisierung im engeren Sinne vorliegt, und
b) für Hebamme oder andere in der Gynäkologie oder Geburtshilfe tätige Frauen eigene Begriffe vorliegen bzw. problemlos Umschreibungen möglich gewesen wären.

---

[41] Siehe u.a. BROCK, *Recherches sur le vocabulaire médical* 66f.; FRÄNKEL, *Inschriften von Pergamon*, Nr. 576; EICHENAUER, *Zur Arbeitswelt der Frau in der römischen Antike* 155f. und vor allem 217ff.

[42] Freilich *zwingt* uns diese Textstelle nicht zu einem solchen Verständnis, denn es wird ja nur gesagt, Galen habe γυναῖκες ὑστερικαί gesehen, die sich selbst so bezeichnet haben oder von den Ärztinnen so genannt worden sind. Streng genommen wird über die Ärztinnen damit gar nichts ausgesagt, sondern nur über die Patientinnen. Weitere Stellen bei FRINGS, *Medizin und Arzt* 30f. 101.

[43] Gemeint sind Frauen, die an hysterischen Erstickungsanfällen leiden; die Anfälle führte man auf Lageveränderungen der Gebärmutter zurück, vgl. NICKEL, *Weibliche Medizinalpersonen* 517, Anm. 12.

[44] NICKEL, *Weibliche Medizinalpersonen* 517.

[45] So die Feststellung bei SCHUBERT/HUTTNER, *Frauenmedizin* 488.

Viel zwangloser scheint uns die Erklärung zu sein, daß mit ἰατρίνη eben doch das weibliche Äquivalent zum ἰατρός gemeint war, und daß auch die Tätigkeiten beider sich inhaltlich mindestens zu einem guten Teil deckten.[46] Gleiches mag im lateinischen Bereich für *medica* und *medicus* gelten.[47]

Einen ersten wichtigen Fingerzeig für diese These gibt uns die Archäologie: Unter den 1995 von KÜNZL zusammenfassend vorgestellten Gräbern römischer Ärztinnen fanden sich drei Gräber mit Instrumenten. „Die Gynäkologie ist dabei nicht vertreten. Es sind auch keine Hebammen, sondern Zahnzieherinnen, Baderinnen und Chirurginnen."[48] KÜNZL empfiehlt darauf: „Die Berufsbezeichnung *medica* oder ihre griechischen Analogien sollte man in den Inschriften in Zukunft tatsächlich auch daraufhin überprüfen, ob mehr gemeint ist als nur ein besserer Hebammenstatus."[49] Wir möchten diesem Ansatz einige weitere, aus eben dem inschriftlichen Material erwachsende Überlegungen hinzufügen:

Wenn nämlich mit ἰατρίνη *nicht* die Ärztin im eigentlichen Sinn gemeint gewesen wäre, dann erschiene es auch einigermaßen rätselhaft, weshalb andere Frauen ‚nur' μαῖα, ἰατρόμεα oder im Lateinischen *obstetrix* auf den Grabstein meißeln ließen. Wer würde sich gerade bei seiner letzten Repräsentierung freiwillig herabwürdigen, wenn die Bezeichnung ἰατρίνη doch ungefähr das Gleiche ausdrückte, aber durch die Nähe zu ἰατρός eben nach etwas Besserem klingt? Man kann aus dem epigraphischen Befund ohne Zwang daher schlußfolgern, daß es offenbar ein differenziertes und wohlbeachtetes Hierarchiesystem auch innerhalb des weiblichen Medizinpersonals gab. Am unteren Ende der Ansehensskala standen die Hebammen, oben die Ärztinnen, dazwischen findet sich – konsequenterweise aus beiden Begriffen zusammengesetzt – die ἰατρόμεα, was daher mit „ärztlich gebildete Hebamme" übersetzt werden mag.[50]

---

[46] Zu dieser Diskussion vgl. FIRATLI/ROBERT, *Les stèles funéraires* 175f. KUDLIEN, *Der griechische Arzt* 89, folgert: „Eine klare Tendenz zur Verselbständigung und Statusanhebung, so scheint es, zeigt sich dann jedoch in Benennungen, die offenbar betonen sollen, daß die Betreffende ‚était plus qu'une μαῖα'" (Zitat aus FIRATLI/ROBERT, *Les stèles funéraires* 176).

[47] Die von GUMMERUS, *Ärztestand* 15, als Beleg für eine Gleichstellung von *medici* und *medicae* angeführte Stelle aus Martial (*epigr.* 11,71,7) sollte man wegen der delikaten Metaphorik besser außen vor lassen. Zwar werden hier die Begriffe tatsächlich in einem Atemzug parallel gebraucht (*protinus accedunt medici medicaeque recedunt*), doch geht es gar nicht um Medizinpersonal: Die *medici* sind *amatores* ...; siehe EICHENAUER, *Zur Arbeitswelt der Frau in der römischen Antike* 157.

[48] KÜNZL, *Gräber römischer Chirurginnen* 317.

[49] Ebd.

[50] So auch GUMMERUS, *Ärztestand* 15, der diese Hierarchiestufe schon als bedeutend genug ansieht, um sie bei seiner Sammlung (im Gegensatz zur *obstetrix* / μαῖα) zu berücksichtigen. Wie hoch oder niedrig die Hebammenammentätigkeit in der Antike eingeschätzt wurde, läßt sich schwer beurteilen. BAADER, *Hebammenkatechismus* 117, findet im ersten Teil der *Gynaikeia* Sorans ein Bild der Hebamme gezeichnet, „wie es von den

Ein schlagendes Argument gibt uns schließlich die Inschrift Nr. 2 (s.o.) an die Hand. Hier finden sich ἀρχιειατρός und ἀρχιειατρίνη als gleichgesetzte Begriffe innerhalb ein und derselben Inschrift. Wie auch immer man diese Amtsbezeichnung verstehen und übersetzen mag – „kaiserlicher Leibarzt" („royal physician"[51]) oder „öffentlicher Arzt" („civic physician"[52]) –, der Archiater übte eine irgendwie hervorgehobene Stellung aus.[53] „Der Titel Archiater, von dem sich wohl das Wort ‚Arzt' ableitet, bedeutete ursprünglich eine Ehrung, keine Amtsbezeichnung."[54] Wenn man aber entgegen der hier vertretenen Ansicht davon ausgeht, daß mit ἰατρίνη *kein* inhaltliches Äquivalent zu ἰατρός gemeint ist, dann wird es allerdings schwierig, den Titel ἀρχιειατρίνη[55] befriedigend zu erklären. Sollte eine ἀρχιειατρίνη eine ‚öffentliche' oder ‚kaiserliche *Frauen*ärztin' gewesen sein? Wohl nicht, zumal die griechische Bezeichnung in dieser Inschrift eines Ehepaars ganz offenbar als Parallele verstanden werden sollte. Im übrigen schließt dieser Titulus den denkbaren Einwand aus, auch in der Antike sei vielleicht die Ehefrau kurzerhand mit dem Titel des Mannes angesprochen worden – wir kennen das aus früheren Zeiten in Form der Anrede „Frau Doktor", obwohl nur der Gatte Arzt war –, ohne selbst ärztlich tätig gewesen zu sein. Augusta würde demnach nur deshalb ἀρχιειατρίνη genannt worden sein, weil ihr Mann eben dieses Amt bekleidete. Doch neben der allgemeinen Überlegung, daß so etwas dem antiken Denken ganz fremd gewesen ist, sprechen zwei Gründe dagegen: Erstens hat der eigene Ehemann, nicht ein außenstehender Dritter, die Inschrift angefertigt bzw. anfertigen lassen – die gerade skizzierte Anredesituation liegt also gar nicht vor –, und zweitens wird ja, sofern CALDERs Textergänzungen zutreffen, ausdrücklich mitgeteilt, daß Augusta als Archiatrina den Körpern vieler Kranker ein Heilmittel gegeben habe. Augusta war also selbst medizinisch tätig, und dafür möge ihr, so wünscht es Aurelios Gaios, Christus wiederum den entsprechenden Lohn zuteil werden lassenDer Übersicht halber sei im folgenden eine zusammenfassende Auswahl von medizinischen Berufs-, Rang- oder Tätigkeitsbezeichnungen (im weiteren Sinne) für (christliche wie heidnische) Frauen angefügt.[56] Nicht alle Begriffe sind hier besprochen worden. Die jeweils beigefügten Übersetzungen ergeben sich entweder aus dem gerade Dargelegten oder haben (bei den hier in dieser Arbeit nicht weiter thematisierten Termini) lediglich Vorschlagscharakter:

Anforderungen her dem Bild des wissenschaftlich gebildeten Arztes dieser Zeit, besonders des Chirurgen, entspricht."
[51] Vgl. NUTTON, *Archiatri* 215 u.ö.
[52] Vgl. NUTTON, *Archiatri* 215 u.ö.
[53] So auch KRUG, *Heilkunst* 203f.
[54] PLATIEL, *Spezialistentum* 71.
[55] Allerdings handelt es sich, soweit ich sehe, um ein Hapax legomenon.
[56] Siehe dazu auch EICHENAUER, *Zur Arbeitswelt der Frau in der römischen Antike* 157ff.

griechisch:

ἀκεστρίς[57]	- Heilerin
ἀρχιατρίνη	- öffentliche Ärztin, kaiserliche Ärztin
ἰάτρια / ἰατρίνη / -α[58]	- Ärztin[59]
ἰατρομέα / ἰατρόμαια	- ärztlich gebildete Hebamme[60]
ἰατρός	- = ἰατρίνη[61]
μαῖα	- Hebamme
μαιευτρία	- Hebamme[62]
ὀμφαλητόμος[63]	- „Nabelschnurdurchtrennerin"
φαρμακίς	- eigtl. Arzneimischerin, *Verwendung in der Regel außermedizinisch und negativ:* Quacksalberin, Giftmischerin
φαρμακευτρία	- etwa wie φαρμακίς[64]

lateinisch:

ad valetudinar(ium)[65]	- Krankenpflegerin
(antistes in medicina	- Meisterin der Medizin)[66]
iatromea[67]	- ärztlich gebildete Hebamme

---

[57] Hapax legomenon bei Hipp. *carn.* 19, Ende.

[58] Gelegentlich begegnet auch die feminine Form eines Partizps von ἰατρεύω / ἰητρεύω (ἰατρεύουσα / ἰητρεύουσα); vgl. GOUREVITCH, *La gynécologie* 2087.

[59] Als sprachliches und inhaltliches Pendant zum ἰατρός.

[60] Vgl. dazu noch HOYO CALLEJA, *La mujer y la medicina* 138.

[61] Zunächst wurde die maskuline Form auch für Frauen verwendet (vgl. die oben erwähnte Inschrift der Phanostrate).

[62] Gelegentlich von Galen verwendet, vgl. GOUREVITCH, *La gynécologie* 2087.

[63] Vgl. Hipp., *mulier. affect.* 1,46 (8,106,7 LITTRÉ); siehe dazu z.B. DIEPGEN, *Frauenheilkunde in der Alten Welt* 174.

[64] „... ‚pharmakides' y ‚pharmakeutríai', que ejercían una medicina mágica." (HOYO CALLEJA, *La mujer y la medicina* 138).

[65] Eine gewisse Helpis, Sklavin der Livia Augusta, trug den Titel *ad valetudinar(ium)* (CIL 6, 9084). Sie ist innerhalb des uns bekannten antiken Medizinpersonal aus Rom die einzige Frau unter den Krankenpflegern (siehe KORPELA, *Medizinpersonal* 179, Nr. 143; unsichere Geschlechtszugehörigkeit in Nr. 144, weil hier der Personennamen nicht vollständig überliefert ist); zum Gesamtkomplex ‚Krankenpflege' vgl. den Beitrag von SCHWEIKARDT/SCHULZE in diesem Sammelband.

[66] Siehe dazu die fragend-positive Beurteilung KÜNZLS, *Gräber römischer Chirurginnen* 317, und unten.

magistra	- Meisterin (häufiger auch im medizinischen Bereich)[68]
medica	- Ärztin[69]
medica a mammis	- (Spezial-)Ärztin für Brustleiden[70]
(nutrix	- Amme, Kindermädchen)[71]
obstetrix[72]	- Hebamme
(saga	- Liebesdienerin, Zauberin, Giftmischerin [auch im medizinischen Zusammenhang])[73]
tractatrix[74]	- Masseuse

Des weiteren mögen in dem terminologisch reich differenzierten Grenzbereich Arzt/Drogenhändler/Arzneiverkäufer[75] sicher auch Frauen zu finden gewesen sein, indes ist mir kein konkreter Beleg inschriftlicher oder literarischer Art bekannt.

4. Warum ergriffen Christinnen den Arztberuf?

Kommen wir auf die überraschende Feststellung zurück, daß es unter dem christlichen Arztpersonal offenbar einen größeren Anteil an Frauen gab als bei den Heiden. Worin liegen die Gründe für diesen Befund?

Unabhängig von der Einteilung ‚christlich‘ / ‚pagan‘ ist das Phänomen der hellenistisch-römischen Ärztin schon erstaunlich genug. Vor dem Hintergrund der antiken Rolle der Frau sind Anteile von 5-10% am Gesamtärztestand zunächst einmal nicht unbedingt zu erwarten. KUDLIEN hat gewiß recht, wenn er die im Hellenismus zu beobachtende „unter anderem beruflich sich ausdrückende Emanzipation der Frau"[76] anführt, und ebenso, wenn er das Auftreten von Ärztinnen, die sich meist wohl tatsächlich aus dem Kreise der Hebammen rekru-

---

[67] Lateinische Transkription, die nur epigraphisch belegbar ist (auch als *iatromaia* oder *iatroma*).

[68] Siehe EICHENAUER, *Zur Arbeitswelt der Frau in der römischen Antike* 200-205 (epigraphische Belege).

[69] Als sprachliches und inhaltliches Pendant zum *medicus*.

[70] Vgl. BAADER, *Spezialärzte* 233; PLATIEL, *Spezialistentum* 68.

[71] Inwieweit die *nutrix* auch eine gewisse medizinische Betreuung übernahm, ist freilich schwer abzuschätzen. Antike Stellenangaben in reicher Zahl bei EICHENAUER, *Zur Arbeitswelt der Frau in der römischen Antike* 246-291.

[72] Inschriftlich oft *opstetrix*, vgl. z.B. CIL 6, 8948.

[73] In aller Regel mit negativem Sinn.

[74] Martial, *epigr.* 3,82,13; CIL 6, 37823.

[75] Vgl. KORPELA, J., ‚*Aromatarii, pharmacopolae, thurarii et ceteri*'.

[76] KUDLIEN, *Der griechische Arzt* 88 mit Verweis auf SCHNEIDER, *Kulturgeschichte des Hellenismus* 1, 78-81; DIEPGEN, *Frauenheilkunde in der Alten Welt* 120f.

tierten, als eine Art Folgeerscheinung eines innermedizinischen, zwangsläufigen Arbeitsteilungsprozesses ansieht.[77] Ob letzteres der hauptsächliche Grund ist, wie KUDLIEN glaubt, sei dahingestellt, aber dieser Faktor spielt schon deshalb eine Rolle, weil das Wissen antiker männlicher Mediziner bzw. Medizinschriftsteller über das Befinden der Frau als relativ gering und unsicher einzustufen ist.[78] Der Hinweis der Medizinschriftsteller auf ‚weibliches Wissen‘, das man beispielsweise von Prostituierten erfahren habe, ist gewiß oft ein rechtfertigender, autorisierender rhetorischer Kunstgriff.[79] Ärztinnen mußten demnach gleichsam diesen von Männern naturgemäß nicht recht nachempfindbaren Bereich ausfüllen. Aus dieser zunächst spezialisierten Gruppe von Hebammen bzw. Gynäkologinnen werden sich immer wieder einmal Ärztinnen emporgearbeitet haben,[80] die dann auch für andere medizinische Bereiche zuständig waren, ἰατρῖναι also, die, wie oben bereits ausgeführt wurde, von ihren Aufgabenbereichen her durchaus als Äquivalent zum männlichen ἰατρός gelten dürfen.

Betrachten wir nun die christlichen Ärztinnen. Grundsätzlich können hier natürlich die gleichen Gründe angeführt werden, wobei es bemerkenswert ist, daß restriktive Aussagen wie 1Kor 14,33b-35 oder 1Tim 2,11f. offensichtlich nicht – jedenfalls in späterer Zeit nicht mehr – die ärztliche Berufsausübung durch Frauen gehemmt haben.

Freilich muß es einen weiteren Faktor geben, einen nämlich, der erklärt, weshalb gerade die Christinnen den Arztberuf häufiger ergriffen zu haben scheinen als – relativ gesehen – heidnische Frauen. Wie im Beitrag „Facetten antiker Krankenpflege und ihrer Rezeption" von C. SCHWEIKARDT und mir dargelegt wird, trugen den Hauptteil der Armen- und Krankenpflege im Christentum die Frauen (vielfach Witwen), vor allem die – besonders früh im Osten nachweisbaren – sogenannten Diakonissen. Dieses Engagement resultiert aus dem christlichen Gebot der Nächstenliebe (*caritas*).[81] Wir finden also vor allem Frauen in einem Tätigkeitsbereich, den man zunächst im weiteren Sinne den niedriger gestellten Medizinalberufen zuordnen könnte.

Vielleicht liegt nun in der Diakonissentätigkeit der Schlüssel zur Erklärung des relativ hohen Frauenanteils unter den christlichen Ärzten. Zusätzlich zu den

---

[77] KUDLIEN, *Der griechische Arzt* 88.
[78] Siehe KING, *Frau, F. Medizin* 638f.
[79] Siehe ebd.
[80] Auch aus der Gruppe der männlichen ‚Diener‘ (ὑπηρέται) der Ärzte könnte zuweilen ein Aufstieg möglich gewesen sein. KUDLIEN, *Der griechische Arzt* 95f., berichtet von einem möglichen Fall: „... wie der Sklave Damon, der bei dem delphischen Arzt Dionysios gearbeitet hatte und dann von diesem freigelassen worden war mit der Maßgabe, weiterhin für 5 Jahre im Bedarfsfall mit Dionysios ‚ärztlich zusammenzuarbeiten (συνιατρεύειν)‘. War Damon nach seiner Freilassung, spätestens nach Ablauf besagter 5 Jahre, selbständiger Heiler, gar regulärer Arzt?"
[81] Hierzu vgl. die ausführliche Sammlung von MARTIMORT, *Les diaconesses,* und GRYSON, *Le ministère des femmes.*

oben genannten Gründen – eine gewisse Emanzipation der Frau im Hellenismus, Abdeckung der von Männern nicht recht ausführbaren Frauenheilkunde – kommt bei den Christen die Möglichkeit hinzu, daß sich der Dienst der Krankenpflege gelegentlich gleichsam verselbständigt hat. Immer wieder einmal werden Frauen, die in der Diakonie eher ‚niedere' Heiltätigkeiten und Krankenpflege betrieben haben, zur Position einer ἰατρίνη aufgestiegen sein, sei es durch besonderen Eifer und Interesse am medizinischen Gegenstand, sei es durch Emanzipation,[82] oder sei es einfach deshalb, weil in bestimmten christlichen Gemeinden eben ein akuter Bedarf nach einem Arzt bestanden hat, den dann eine Frau ausgefüllt hat. Für unsere Hypothese spricht, daß unter den Grabinschriften männlicher christlicher Ärzte gelegentlich das Amt des Diakons ausdrücklich angegeben ist. Als Beispiel sei die Inschrift des Anatolios genannt, der Diakon und Arzt (in dieser Reihenfolge!) war. Die Inschrift stammt aus dem Presbyterium von Ephesus und wird auf die Zeit nach 400 n.Chr. datiert:[83]

'Ανατολ[ί-]
ου διακό-
νου καὶ
[ἰα]τροῦ.

"Grab des Anatolios, Diakon und Arzt."

Zwar waren die Tätigkeitsfelder von Diakonen und Diakonissen keineswegs deckungsgleich[84] – ‚Diakonisse' ist im Grunde nicht das Gegenstück zu ‚Diakon' –, doch gehörte gerade die Krankenpflege zu den Aufgabenbereichen beider.

5. Zusammenfassung

Die vorliegende Arbeit hat anhand von epigraphischem Material gezeigt, daß in der Antike unter den christlichen Ärzten ein nicht zu unterschätzender Frauenanteil zu finden ist. Dieses Material erlaubt vier vorsichtige Thesen bzw. Schlußfolgerungen:

---

[82] Der teilweise restriktive Umgang der Christen mit Frauen wird die Emanzipationsbestrebungen allerdings in Grenzen gehalten haben.
[83] Zu dieser Inschrift im einzelnen vgl. MERIÇ, *Inschriften von Ephesus* Nr. 4206; FOSS, *Ephesus after Antiquity* 21.
[84] Zu den Pflichten eines Diakons zählen: Hereintragen der Opfergaben, mit dem Täufling ins Wasser gehen, Lichtträger bei Privatagapen, Türhüter und Ordner der Mahlversammlung, Einziehen der Opfergaben usw.; siehe PHILIPPI, *Diakonie* 624.

a) Christliche Ärztinnen sind kein lokales Phänomen, sondern im ganzen römischen Reich zu finden.

b) Der Frauenanteil am Ärztestand scheint bei den Christen größer als bei den Heiden gewesen zu sein; um wieviel größer, läßt sich aufgrund der zu geringen Materialbasis nicht exakt festlegen.

c) Der soziale Status christlicher Ärztinnen war nicht deutlich minderrangig.

d) Innerhalb des weiblichen Medizinpersonals existierte sowohl bei den Heiden als auch bei den Christen eine Hierarchie, die sich in einer Anzahl überraschend exakter Berufsbezeichnungen ausdrückt. Frauen übten in dieser Hierarchie auch höhere Ämter aus (vgl. die Archiatrina Augusta); ihre Tätigkeiten sind nicht auf die Frauenheilkunde beschränkt, sondern dürfen wenigstens teilweise mit denen der männlichen Ärzte vergleichbar gewesen sein.

Schließlich wurde versucht, eine Erklärung für das relativ starke Frauenengagement in der Medizin zu finden. Bereits für das Phänomen der heidnischen Ärztin hat man zwei Gründe angeführt:

1. Das Auftreten von Ärztinnen ist Ausdruck einer gewissen Emanzipation der Frau in hellenistisch-römischer Zeit;

2. Ärztinnen waren insbesondere in den frauenheilkundlichen Fächern nötig, um diesen den männlichen Ärzten nicht recht einsichtigen Bereich abzudecken.

Dies mag auch für christliche Ärztinnen zutreffen, doch kommt bei diesen als ein dritter Faktor hinzu, daß sich zusätzlich immer wieder auch höherrangiges, weibliches Medizinpersonal aus der kirchlichen Diakonissenarbeit rekrutiert haben dürfte. Diese Rekrutierungsquelle scheidet für den paganen Medizinbetrieb aus.

Quellen:

GALEN:
- *De locis affectis,* in: Claudii Galeni opera omnia 8 (hrsg. und [lat.] übers. von C.G. KÜHN), Leipzig 1824 (Nachdruck Hildesheim 1965), 1-452.
- *Methodi medendi libri XIV,* in: Claudii Galeni opera omnia 10/1 (hrsg. und [lat.] übers. von C.G. KÜHN), Leipzig 1825 (Nachdruck Hildesheim 1965), 1-1021.

HIPPOKRATES:
- *De habitu decenti*, in: Hippocratis opera (hrsg. von J.L. HEIBERG / I. MEWALDT / E. NACHMANSON / H. SCHOENE = Corpus medicorum Graecorum 1/1), Leipzig / Berlin 1927, 25-29.
- *ΓΥΝΑΙΚΕΙΩΝ ΠΡΩΤΟΝ. Des maladies des femmes, livre I*, in: Œuvres complètes d'Hippocrate 8 (hrsg. und übers. von É. LITTRE), Paris 1853 (Nachdruck Amsterdam 1962), 10-233.
- *ΟΡΚΟΣ – The Oath*, in: Hippocrates 1 (hrsg. und übers. von W.H.S. JONES = Oxford Classical Texts), London / Cambridge (Mass.) 1911 (Nachdruck 1972), 298-301.

MARTIAL:
- *Epigrammaton libri* (hrsg. von W. HERAEUS / I. BOROVSKIJ), Leipzig 2. Aufl. 1976.

SORAN:
- *Soranos d'Éphèse – Maladies des femmes*, 2 Bde. (hrsg., übers. und komm. von P. BURGUIÈRE / D. GOUREVITCH / Y. MALINAS), Paris 1988. 1990.

Literatur:

AGRIMI, J. / CRISCIANI, C., *Wohltätigkeit und Beistand in der mittelalterlichen christlichen Kultur*, in: Die Geschichte des medizinischen Denkens. Antike und Mittelalter (hrsg. von M.D. GRMEK), München 1996, 182-215 (Anm. auf S. 434-437).
ALBRECHT, R., *Frau, IV. Christentum*, in: Der Neue Pauly 4 (1998), 640f.
BAADER, G., *Ärzte auf pannonischen Inschriften*, in: Klio 55 (1973), 273-279.
DIE BIBEL. Altes und Neues Testament. Einheitsübersetzung, Stuttgart 1980 (Nachdruck Freiburg 1991).
BAADER, G., *Der Hebammenkatechismus des Muscio – ein Zeugnis frühmittelalterlicher Geburtshilfe*, in: Frauen in Spätantike und Frühmittelalter. Lebensbedingungen – Lebensnormen – Lebensformen. Beiträge zu einer internationalen Tagung am Fachbereich Geschichtswissenschaftm der Freien Universität Berlin 18. bis 21. Februar 1987 (hrsg. von W. AFFELDT), Sigmaringen 1990, 115-125.
BAADER, G., *Spezialärzte in der Spätantike*, in: Medizinhistorisches Journal 2 (1967), 231-238.
BLOCH, I., *Byzantinische Medizin*, in: Handbuch der Geschichte der Medizin, Bd. 1: Altertum und Mittelalter (hrsg. von M. NEUBURGER / J. PAGEL), Jena 1902 (Nachdruck Hildesheim / New York 1971), 492-568.

BLOCH, I., *Uebersicht über die ärztlichen Standesverhältnisse in der west- und oströmischen Kaiserzeit*, in: Handbuch der Geschichte der Medizin, Bd. 1: Altertum und Mittelalter (hrsg. von M. NEUBURGER / J. PAGEL), Jena 1902 (Nachdruck Hildesheim / New York 1971), 569-588.

BROCK, N. VAN, *Recherches sur le vocabulaire médical du grec ancien, Soins et guérison* (Etudes et commentaires 41), Paris 1961.

CALDER, W.M., *Monumenta Asiae minoris antiqua 7: Monuments from Eastern Phrygia*, Manchester 1956.

Corpus inscriptionum Graecarum (hrsg. von A. BOECKH), Berlin 1828 u.a.

Corpus inscriptionum Latinarum 6 (hrsg. von W. HENZEN), Berlin 1876 u.a.

Corpus inscriptionum Latinarum 10 (hrsg. von T. MOMMSEN), Berlin 1883 u.a.

Corpus inscriptionum Latinarum 14 (hrsg. von H. DESSAU), Berlin 1887.

DESSAU, H., *Inscriptiones Latinae selectae*, Dublin / Zürich 4. Aufl. 1976.

DIEHL, E., *Inscriptiones Latinae christianae veteres 1*, Berlin 2. Aufl. 1961.

DIEPGEN, P., *Geschichte der Frauenheilkunde, Bd. 1: Die Frauenheilkunde der Alten Welt* (= Handbuch der Gynäkologie 12/1, hrsg. von W. STOECKEL), München 1937.

EICHENAUER, M., *Untersuchungen zur Arbeitswelt der Frau in der römischen Antike* (Europäische Hochschulschriften 3, Reihe 3: Geschichte und ihre Hilfswissenschaften, Bd. 360), Frankfurt a.M. / Bern / New York / Paris 1988.

ENGEMANN, J. / RÜGER, C.B., *Spätantike und frühes Mittelalter. Ausgewählte Denkmäler im Rheinischen Landesmuseum Bonn*, Köln / Bonn 1991, S. 83-85, Nr. 19.

FISCHER, K.-D., *Zur Entwicklung des ärztlichen Standes im römischen Kaiserreich*, in: Medizinhistorisches Journal 14 (1979), 165-175.

FOSS, C., *Ephesus after Antiquity: A Late Antique, Byzantine and Turkish City*, Cambridge u.a. 1979.

FRÄNKEL, M. (Hrsg.), *Königliche Museen zu Berlin. Die Inschriften von Pergamon. 2. Römische Zeit – Inschriften auf Thon* (Altertümer von Pergamon 8/2), Berlin 1895.

FRINGS, H.J., *Medizin und Arzt bei den griechischen Kirchenvätern bis Chrysostomos*, Bonn 1959.

GAZZANIGA, V., *Phanostrate, Metrodora, Lais and the others. Women in the Medical Profession*, in: Medicina nei secoli NS 9/2 (1997), 277-290.

GOSE, E., *Katalog der frühchristlichen Inschriften in Trier*, Berlin 1958.

GOUREVITCH, D., *La gynécologie et l'obstétrique*, in: Aufstieg und Niedergang der römischen Welt 2,37,3, Berlin / New York 1996, 2083-2146.

GRYSON, R., *Le ministère des femmes dans l'Église ancienne* (Recherches et synthèses, Section d'histoire 4), Gembloux 1972.

GUMMERUS, H., *Der Ärztestand im Römischen Reiche nach den Inschriften 1* (Societas Scientiarum Fennica Commentationes Humanarum Litterarum 3/6), Helsingfors 1932.

HAESER, H., *Lehrbuch der Geschichte der Medicin und der epidemischen Krankheiten, Bd. 1: Geschichte der Medicin in Alterthum und Mittelalter*, Jena 3. Aufl. 1875.

HAGEL, S. / TOMASCHITZ, K., *Repertorium der westkilikischen Inschriften* (Österreichische Akademie der Wissenschaften, Philosophisch-historische Klasse, Denkschriften 265, Ergänzungsbände zu den Tituli Asiae minoris 22), Wien 1998.

HARRAUER, H. (Hrsg.), *Corpus Papyrorum Raineri 13: Griechische Texte 9, Textband*, Wien 1987.

HILLERT, A., *Antike Ärztedarstellungen* (Marburger Schriften zur Medizingeschichte 25), Frankfurt a.M. / Bern / New York / Paris 1987.

HOYO CALLEJA, J. DEL, *La mujer y la medicina en el mundo romano*, in: Asclepio 39 (1987), 125-142.

HURD-MEAD, K.C.A., *History of Women in Medicine from the Earliest Times to the Beginning of the Nineteenth Century*, Haddam (Conn.) 1938.

Inscriptiones Graecae 3 (hrsg. von W. DITTENBERGER), Berlin 1878 u.a.

Inscriptiones Graecae 14 (hrsg. von G. KAIBEL), Berlin 1890.

JOUANNA, J., *Die Entstehung der Heilkunst im Westen*, in: Die Geschichte des medizinischen Denkens. Antike und Mittelalter (hrsg. von M.D. GRMEK), München 1996, 28-80 (Anm. auf S. 409-419).

KEIL, J. u.a, *Monumenta Asiae minoris antiqua 3: Denkmäler aus dem rauhen Kilikien* (Publications of the American Society for Archaelogical Research in Asia Minor 3), London 1931.

KING, H., *Frau, F. Medizin*, in: Der Neue Pauly 4 (1998), 637-639.

KORPELA, J., *‚Aromatarii, pharmacopolae, thurarii et ceteri'. Zur Sozialgeschichte Roms*, in: Ancient Medicine in its Socio-cultural Context. Papers read at the Congress held at Leiden University 13-15 April 1992, Bd. 1 (hrsg. von P.J. VAN DER EIJK / H.F.J. HORSTMANSHOFF / P.H. SCHRIJVERS = Clio medica 27. The Wellcome Institute Series in the History of Medicine), Amsterdam / Atlanta (GA) 1995, 101-118.

KORPELA, J., *Das Medizinpersonal im antiken Rom. Eine sozialgeschichtliche Untersuchung* (Annales Academiae Scientiarum Fennicae, Dissertationes humanarum litterarum 45), Helsinki 1987.

KRUG, A., *Heilkunst und Heilkult. Medizin in der Antike* (Beck's Archäologische Bibliothek), München 1984.

KUDLIEN, F., *Der griechische Arzt im Zeitalter des Hellenismus. Seine Stellung in Staat und Gesellschaft* (Akademie der Wissenschaften und der Literatur. Abhandlungen der geistes- und sozialwissenschaftlichen Klasse 6), Mainz / Wiesbaden 1979.

KUDLIEN, F., *Die Stellung des Arztes in der römischen Gesellschaft. Freigeborene Römer, Eingebürgerte, Peregrine, Sklaven, Freigelassene als Ärzte* (Forschungen zur antiken Sklaverei 18), Stuttgart 1986.

KUDLIEN, F., *Medical Education in Classical Antiquity,* in: The History of Medical Education. An International Symposium held February 5-9, 1968 (UCLA Forum in Medical Sciences 12), Berkeley / Los Angeles / London 1970, 3-37.

KÜNZL, E., *Ein archäologisches Problem: Gräber römischer Chirurginnen,* in: Ancient Medicine in its Socio-cultural Context. Papers read at the Congress held at Leiden University 13-15 April 1992, Bd. 1 (hrsg. von P.J. VAN DER EIJK / H.F.J. HORSTMANSHOFF / P.H. SCHRIJVERS = Clio medica 27. The Wellcome Institute Series in the History of Medicine), Amsterdam / Atlanta (GA) 1995, 309-317.

LE GALL, J., *Métiers de femmes au Corpus Inscriptionum Latinarum,* in: REL 47bis (1970), 123-130.

MARTIMORT, A.G., *Les diaconesses. Essai historique* (Bibliotheca Ephemerides liturgicae. Subsidia 24), Rom 1982.

MERIÇ, R., *Die Inschriften von Ephesos 7/2* (Nr. 3501-5115) (Inschriften griechischer Städte aus Kleinasien 17/2 [Arbeitsgemeinschaft für die Edierung der Inschriften von Ephesos]), Bonn 1981.

NICKEL, D., *Berufsvorstellungen über weibliche Medizinalpersonen in der Antike,* in: Klio 61 (1978), 515-518.

NUTTON, V., *Archiatri and the Medical Profession in Antiquity,* in: Papers of the British School at Rome 45 (1977), 191-226.

NUTTON, V., *Five Inscriptions of Doctors,* in: Papers of the British School at Rome 37 (1969), S. 98f.

OEHLER, J., *Epigraphische Beiträge zur Geschichte des Aerztestandes,* in: Janus 14 (1909), 4-20. 111-123.

Ortsgemeinde Kobern-Gondorf (Hrsg.), *Kobern Gondorf. Von der Vergangenheit zur Gegenwart,* Kobern-Gondorf 1980.

PHILIPPI, P., *Diakonie 1,* in: Theologische Realenzyklopädie 8, Berlin / New York 1981, 621-644.

PLATIEL, P., *Das Spezialistentum in der Medizin bis zum Ausgang der Antike,* München 1977.

POLLAK, K., *Wissen und Weisheit der alten Ärzte. Die Heilkunde der Antike,* Eltville am Rhein 1993.

PRIORESCHI, P., *A History of Medicine, Bd. 3: Roman Medicine,* Omaha 1998.

REMY, B., *Nouvelles inscriptions de médecins dans les provinces occidentales de l'empire romain (1973-1983),* in: Epigraphica 49 (1987), 261-264.

ROBERT, L., *Les stèles funéraires de Byzance gréco-romaine* (hrsg. von N. FIRATLI = Bibliotheque archéologique de l'Institut Française d'archéologie d'Istanbul 15), Paris 1964.

ROWLAND, R.J. JR., *Some New Medici in the Roman Empire,* in: Epigraphica 39/1-2 (1977), 174-179.

SCHNEIDER, C., *Kulturgeschichte des Hellenismus,* 2 Bde., München 1967-1969.

SCHUBERT, C. / HUTTNER, U. (Hrsg.), *Frauenmedizin in der Antike. Griechisch / lateinisch / deutsch,* (Tusculum), Düsseldorf / Zürich 1999.

SCHULZE, J.F., *Die Entwicklung der Medizin in Rom und das Verhältnis der Römer gegenüber der ärztlichen Tätigkeit von den Anfängen bis zum Beginn der Kaiserzeit,* in: Živa Antika 21 (1971), 485-505.

SUDHOFF, K., *Ärztliches aus den griechischen Papyrusurkunden,* Leipzig 1909.

Christoph Schweikardt
Christian Schulze

Facetten antiker Krankenpflege und ihrer Rezeption

Die Krankenpflege in der Antike hat im 19. und 20. Jahrhundert ihren Niederschlag in ganz unterschiedlichem Kontext gefunden. Sie spielte nicht zuletzt eine wichtige Rolle, wenn es um darum ging, aktuelle Anliegen jeweils argumentativ zu unterstützen, sei es auf gesellschaftlich-sozialer, berufsethischer, institutioneller oder fachlicher Ebene.

Zunächst ist hier die heutige Kritik an der Konzeption von Krankenpflege als ‚weiblicher Liebestätigkeit' zu nennen. Sie wird von Krankenschwestern in leitender Funktion artikuliert, die sich mit der Zukunft ihres Berufs, der Weiterentwicklung wie auch einer Kritik an den gewachsenen Strukturen auseinandersetzen. CLAUDIA BISCHOFF beispielsweise setzt sich in ihrer breit rezipierten und 1997 in der 3. Auflage erschienenen Schrift *Frauen in der Krankenpflege* einleitend mit der antiken Krankenpflege und weiteren Entwicklungen im Abendland auseinander, bevor sie die Krankenpflege im 19. Jahrhundert ins Visier nimmt.

Den Beginn grundlegender Entwicklungen in der Krankenpflege findet sie im frühen Christentum.[1] Sie interessiert sich vor dem Hintergrund aktueller Konflikte für strukturelle Fragen. Hatten im Urchristentum Männer und Frauen in der Krankenpflege den gleichen Rang oder bestand bereits von vornherein eine Unterordnung der Frauen unter Männer? War die Krankenpflege seit jeher bzw. von Natur aus ein Frauenberuf, oder waren nicht Frauen wie Männer in der abendländischen Geschichte in der Krankenpflege tätig? Sie zieht die Schlußfolgerung, daß Männer und Frauen gleichermaßen an der Linderung von Armut und Not mitgewirkt hätten, hält die Gleichstellung der Frau jedoch auch in der Zeit der frühchristlichen Gemeinden für eher unwahrscheinlich,[2] zumal „das Christentum auf orientalisch-jüdischem Hintergrund mit extrem patriarchalischen Strukturen entstanden"[3] sei.

Vor diesem geschichtlichen Hintergrund entwickelt sie dann ihre These, daß die Entstehung der bürgerlichen Frauenrolle und deren Nutzbarmachung für die Krankenpflege der Kernpunkt der Geschichte der neueren Krankenpflege sei.[4] Die Antike dient also als Argumentationshilfe gegen die Krankenpflege als einen seit jeher im wesentlichen allein der Frau zukommenden Beruf und die Notwendigkeit einer hierarchischen Struktur im Gesundheitswesen. Sie spricht der

---

[1] BISCHOFF, *Frauen in der Krankenpflege* 18.
[2] Ebd. 29.
[3] Ebd. 19.
[4] Ebd. 221, Anm. 1.

Krankenpflege als ‚weiblicher Liebestätigkeit' Lösungskompetenz für die Probleme der Gegenwart ab und zieht die Schlußfolgerung: „In der Verberuflichung der Pflege liegt ihre einzige Chance des beruflichen Überlebens."[5]

Ein völlig anderes Motiv ist, der in der Antike wurzelnden christlichen Krankenpflege eine Vorbildfunktion zukommen zu lassen, sei es in Fragen der Berufsethik, institutionell oder argumentativ in der Auseinandersetzung mit der nichtchristlichen, weltlichen Krankenpflege. So erklärte der Arzt PAUL VON SICK in seinem Krankenpflegelehrbuch für Diakonissen kurz nach der Wende vom 19. zum 20. Jahrhundert, eigentliche Krankenpflege sei erst mit dem Christentum in der Welt aufgetreten. Man spreche von Krankenpflege im engeren Sinn, wenn sie sich nicht allein auf die durch Familienverband geschützten und getragenen Kranken beziehe, sondern vielmehr gerade den Ausgestoßenen, Einzelstehenden und Mangelleidenden zugute komme und damit, die Grenzen des Hauses überschreitend, zu einer öffentlichen, die hilfsbedürftigen Glieder des Volks umfassenden Sache werde. Selbst in der Geschichte der höchststehenden Völker vor Christus, der Griechen und Römer, gebe es nur ganz geringe Spuren von Krankenpflegetätigkeit wie die Asklepios-Tempel. Die Pflege sei eine höchst mangelhafte gewesen, wie der griechische Schriftsteller Pausanias bezeugt habe.[6]

Ähnlich argumentierte C.E. GEDIKE (1797-1867), Arzt und Lehrer an der Krankenpflegeschule der Charité in Berlin mit dem Blick auf weltliches Krankenwartpersonal. Die Geschichte der Krankenpflege könne dazu beitragen, dieses Personal zu einer christlich geprägten Berufsauffassung zu erziehen. In der dritten Auflage seines Krankenpflegelehrbuchs von 1854 findet sich eine

„Geschichte der verschiedenen Vereine, welche, von den edelsten Motiven geleitet, der Krankenwartung in früheren Jahrhunderten wie gegenwärtig ihre Thätigkeit widmeten und daher als Musterbilder uneigennütziger Krankenwartung zu betrachten sind".[7]

GEDIKE begann seine Betrachtung nach einführenden Erklärungen mit der Argumentation, daß die Krankenwartung erst ihre eigentliche höhere Bedeutung durch das Christentum erhalten habe:

„So ist denn die Krankenwartung, welche ohne aufopfernde Liebe zur handwerksmäßigen Thätigkeit herabsinkt, in ihrer wahren und höheren Bedeutung mit Recht als eines der edelsten Erzeugnisse des Christenthums zu betrachten."[8]

---

[5] Ebd. 220.
[6] Siehe SICK, *Krankenpflege* 8f.
[7] GEDIKE, *Krankenwartung* XIf.
[8] Ebd. 2.

In einem ganz anders gearteten Rückgriff auf die Antike verwirklichte 1836 THEODOR FLIEDNER (1800-1864) den Gedanken, das altkirchliche Diakonissenamt als Frauenamt der evangelischen Kirche wiederzubeleben,[9] ein frühchristliches Amt, zu dessen Aufgaben auch die Krankenpflege gehörte. Dies geschah mit der Gründung der Diakonissenanstalt in Kaiserswerth im Jahr 1836. In der Konkurrenz und in Abgrenzung zu den Orden der Katholischen Kirche betonte FLIEDNER, die Diakonissen hätten schon in der apostolischen Kirche und noch viele Jahrhunderte danach bewiesen, daß die christliche Liebespflege im Dienst der Kirche, für Kranke, Arme, Gefangene und hilfsbedürftige Kinder, bis zu einer gewissen Grenze, am passendsten und segensreichsten von ihnen ausgeübt werde. Nachdem das Diakonissenamt in der griechischen und römischen Kirche im Mittelalter untergegangen sei, hätten barmherzige Schwestern der Römischen Kirche versucht, diese Lücke auszufüllen. Ihre schriftwidrige, ganz- oder halbklösterliche Verfassung und Einrichtung habe es seiner Kirche zur Pflicht gemacht, hierbei mehr auf die evangelische Urkirche zurückzugehen.[10] Die Antike diente also als Legitimation für die Schaffung eines neuen kirchlichen Amts in der evangelischen Kirche. Daß FLIEDNER nicht die Wiedererrichtung des apostolischen Diakonissenamtes, sondern etwas ganz Neues geschaffen hatte, wurde bereits 1896 eine „glückliche Täuschung" genannt.[11]

Auf wissenschaftlicher Ebene begegnet uns am Ende des 19. Jahrhundert eine Gruppe engagierter Ärzte um MARTIN MENDELSOHN (1860-1930), Schüler des berühmten Internisten ERNST VON LEYDEN (1832-1910). Ihr Ziel war es, die Krankenpflege als ein den übrigen therapeutischen Methoden ärztlichen Handelns gleichberechtigtes Fachgebiet der Medizin zu etablieren.[12]

Hierbei führte MENDELSOHN 1897[13] den Fachbegriff der ‚Hypurgie' für die ‚wissenschaftliche Krankenpflege' ein.[14] Auf der Suche nach einem treffenden Wort war ihm von einem Philologen, Geheimrat Prof. JOHANNES VAHLEN (1830-1911), das Wort ὑπουργεῖν vorgeschlagen worden. Ein Kollege hatte ihn darauf aufmerksam gemacht, daß kein Geringerer als Hippokrates den Ausdruck ὑπουργία in einem sehr ähnlichen Sinn gekennzeichnet hatte. MENDELSOHN suchte nun mehrere Textstellen von Hippokrates heraus.[15] Aus diesen ging hervor,

---

[9] Vgl. STICKER, *Die Entstehung der neuzeitlichen Krankenpflege* 30.
[10] FLIEDNER, *Aufruf der Diakonissen-Anstalt* 10-15, hier 10f. Vgl. FLIEDNER, *Wiederaufleben der Diakonissinnen* 65-71.
[11] Siehe UHLHORN, *Die christliche Liebestätigkeit* 734.
[12] Siehe MENDELSOHN, *Die Krankenpflege* 240.
[13] Siehe LAMPE, *Der Beitrag Mendelsohns* 91.
[14] Der Begriff ‚Krankenpflege' wurde dreigeteilt: Zum einen die wissenschaftliche Krankenpflege unter dem Terminus ‚Hypurgie', zum zweiten die Krankenwartung des Patienten, und drittens die Krankenversorgung bzw. die Institutionen der Krankenpflege als soziale Einrichtungen. Vgl. MENDELSOHN, *Über die Hypurgie* 274.
[15] Siehe dazu MENDELSOHN, *Über die Hypurgie* 276.

„dass die Summe und der Inbegriff aller der vielfältigen Maassnahmen, welche wir heute in der Benennung ‚Krankenpflege' zusammenfassen, schon von dem Vater der Medizin mit dem Namen ‚ὑπουργία' bezeichnet worden sind. Und so habe ich die Freude zu sehen, dass der wiederhergestellte alte Name thatsächlich den neuen Inhalt deckt und kann des Hippocrates Autorität, welche sowohl in der Medicin als in der griechischen Sprache eine ausreichende sein dürfte, getrost derjenigen des einzigen unter meinen vielen Kritikern entgegen stellen, dessen Beifall ‚das neugebildete Fremdwort' Hypurgie nicht zu finden vermochte."[16]

Das Gewicht der Autorität von Hippokrates und die Wiederentdeckung der Diätetik im antiken Heilplan – siehe dazu auch den folgenden Absatz – konnten so für den Versuch genutzt werden, die ‚wissenschaftliche Krankenpflege' aufzuwerten. Letztendlich scheiterte MENDELSOHN jedoch mit seinem Versuch, die ‚wissenschaftliche Krankenpflege' als ein Fachgebiet der Medizin zu etablieren. Ihm wurde im Zuge eines 1903 eingeleiteten Disziplinarverfahrens die *Venia legendi* entzogen, und seine Bemühungen um die Krankenpflege fanden ein Ende.[17] Dennoch findet sich der Begriff der Hypurgie noch im 4. Band des Real-Lexikons der Medizin von 1971 unter der Definition „alle Maßnahmen, die neben der eigentlichen Behandlung zur Genesung der Kranken beitragen", und, im engeren Sinne, unter Verweis auf MENDELSOHN: „die Krankenpflege (einschließlich ihrer Lehre)".[18]

Die Bedeutung der Krankenpflege als angewandte Diätetik im Heilplan der Antike hebt auch EDUARD SEIDLER hervor, allerdings mit anderem Akzent. Er betont die Vorbildfunktion des antiken griechischen Verständnisses von der Krankenheilung für heute. Die Sorge für Licht und Luft, Speise und Trank, Bewegung und Ruhe, Schlaf und Wachen, Absonderungen und Ausscheidungen und um das psychische Gleichgewicht des Patienten sei ein wichtiger Kern des grundsätzlichen Therapieplans gewesen.[19] In der Neuzeit habe die Medizin dieses Programm abgegeben und lange Zeit übersehen, und die primäre Sorge um die Grundbedürfnisse sei bei der Pflege verblieben.[20] Im Spannungsfeld zwischen Medizin und Pflege sei es noch heute, nach den Entwicklungen der letzten zweihundert Jahre, keineswegs selbstverständlich, Medizin und Pflege zusammenzudenken. Seine *Geschichte der Medizin und Krankenpflege* verfolge

---

[16] Ebd. (Hervorhebung durch MENDELSOHN selbst).
[17] Siehe LAMPE, *Der Beitrag Martin Mendelsohns* 42-46.
[18] Real-Lexikon der Medizin 359.
[19] Siehe SEIDLER, *Geschichte der Medizin und Krankenpflege* 58.
[20] Siehe ebd. 59.

„weiterhin das gleiche Ziel, Pflege und Medizin als nicht voneinander trennbare Elemente eines gemeinsamen Heilauftrags zu begreifen, den keiner ohne den anderen leisten kann."[21]

Da die antike Überlieferung zu Vergleich, Reflexion und Argumentation anregt, lohnt es sich, im folgenden ausgewählte Zeugnisse zur antiken Krankenpflege einschließlich der ganz unterschiedlichen Bezeichnungen, die Krankenpflegetätigkeit in den verschiedenen Bereichen charakterisieren, zusammenzutragen.

Innerhalb des medizinischen Personals der griechisch-römischen Antike stellen die Vertreter der Krankenpflege (der Begriff sei zunächst in einem unspezifischen Sinne benutzt) eine der am wenigsten untersuchten Gruppen dar. Während die Ärzte im engeren Sinne – also diejenigen Vertreter des Medizinpersonals, die griechisch in der Regel als ἰατρός, lateinisch als *medicus* bezeichnet werden – bereits häufiger Gegenstand sozialgeschichtlicher und prosopographischer Untersuchungen waren,[22] beschränkt sich das Interesse an den niederer gestellten Heilberufen auf relativ wenige Beiträge und Anmerkungen. Diese Feststellung gilt freilich nicht allein für den Bereich ‚Krankenpflege', sondern läßt sich in abgeschwächter Form beispielsweise auch für die Drogenbereiter, Drogenhändler und verwandte Berufe machen.[23] Der Grund für diese Zurückhaltung dürfte primär in der bescheidenen Quellensituation liegen. Literarische wie epigraphische Zeugnisse sind nicht nur in quantitativer Hinsicht als relativ spärlich zu bezeichnen, sondern lassen, einzeln betrachtet, oft genug auch inhaltlich keine weitergehenden Schlüsse zu.

Die vorliegende Untersuchung wird, wie angedeutet, keine vollständige Erfassung und Auswertung antiker Zeugnisse zur Krankenpflege leisten; insbesondere der Tätigkeitsbereich der Hebamme soll hier ausgeklammert sein. Vielmehr seien anhand ausgewählter literarischer und epigraphischer Nennungen zunächst einige Vertreter des heidnischen Krankenpflegebetriebs, ihre gesellschaftlich-soziale und berufliche Stellung und, wenn möglich, ihre Tätigkeit skizziert. Im Anschluß daran soll gefragt werden, ob und in welcher Hinsicht – Geschlecht, Status, Aufgaben – sich das Krankenpflegepersonal im frühen Christentum von den zuvor dargestellten Charakteristika der heidnischen Seite unterscheidet.

---

[21] Ebd. 12.
[22] Siehe vor allem GUMMERUS, *Ärztestand* passim (fortgeführt von REMY, *Nouvelles inscriptions,* und ROWLAND, *Some New Medici*); KORPELA, *Medizinpersonal;* hingewiesen sei auf die hoffentlich bald erscheinende Arbeit von E. SAMAMA, die in ihrer französischen Dissertation Arztinschriften aus vor- und nachchristlichen Jahrhunderten untersucht.
[23] Vgl. den Beitrag von KORPELA, *Aromatarii, pharmacopolae, thurarii.*

Als erstes sei die Textstelle *De decenti habitu* 12 (CMG 1/1) betrachtet, eine derjenigen Passagen aus dem *Corpus Hippocraticum*, die bereits von MENDELSOHN im Zusammenhang mit der Begriffsfindung ‚Hypurgie' herangezogen wurden:

Τῶν δὲ μανθανόντων ἔστω τις ὁ ἐφεστώς, ὅκως τοῖσι παραγγέλμασιν οὐ πικρῶς χρήσηται, ποιήσῃ δ' ὑπουργίην τὸ προσταχθέν. ἐκλέγεσθαι δ' αὐτέων ἤδη τοὺς ἐς τὰ τέχνης εἰλημμένους προσδοῦναί τε τῶν ἐς τὸ χρέος ἢ ἀσφαλέως προσενεγκεῖν, ὅκως τε ἐν διαστήμασι μηδὲν λανθάνῃ σε, ἐπιτροπὴν δὲ τοῖσιν ἰδιώτῃσιν μηδέποτε διδοὺς περὶ μηδενός, εἰ δὲ μή, τὸ κακῶς πρηχθὲν εἴς σε χωρήσει τοῦ ψόγου [...]
„Einer von den Lernenden aber soll der Aufseher (*sc.* der Kranken) sein, damit er die Vorschriften ohne Härte anwende und das Vorgeschriebene zu seinem Dienst mache.[24] Man wähle aber von diesen diejenigen aus, die schon in die Belange der Kunst eingewiesen sind, d.h. von sich aus das Notwendige zufügen oder eine Mahlzeit zuverlässig verabreichen; auch wird dir so zwischen deinen Besuchen nichts verborgen bleiben. Den Laien aber darfst du in keinem Falle die (Kranken-)Überwachung anvertrauen; wenn aber doch, dann wird ein Mißerfolg auf dich fallen als Tadel [...]"

Der Text läßt deutlich eine Hierarchie erkennen: Zuunterst steht der nicht ausgebildete Laie (ὁ ἰδιώτης), dann folgt die Masse der Schüler (οἱ μανθάνοντες), innerhalb derer finden sich Fortgeschrittene, aus denen der Kranken-‚Aufseher' (ὁ ἐφεστώς) zu rekrutieren sei. An der Spitze steht schließlich der Arzt (ὁ ἰατρός, das Wort ist hier allerdings nicht ausdrücklich genannt). Die in dieser Textpassage erkennbare Abstufung innerhalb der ärztlichen Ausbildung bestätigt die von PHILLIPS formulierte These, ein Krankenpfleger sei im antiken Griechenland ein angehender Arzt gewesen.[25] Die Krankenpflege hätte demnach kein fest umrissenes Berufsbild gehabt, sondern wäre eher als ‚Durchgangsstation' zu bezeichnen.

Des weiteren sind der Hippokrates-Passage einige Aufgaben eines Krankenaufsehers zu entnehmen: Beaufsichtigung oder Bewachung des Kranken, Medikamenten- bzw. Essensgabe und Kenntnisnahme eventueller Veränderungen, die dem Arzt bei seinem nächsten Besuch mitgeteilt werden. Der ἐφεστώς steht also auf einer Stufe unterhalb des Arztes. Seine ihm anvertrauten Aufgaben verlangen aber immerhin eine gewisse Ausbildung, eine Einweisung in die Kunst, und es ist bemerkenswert, daß der Autor dieser Schrift im Zusammenhang mit dem

---

[24] Die Übersetzung bei MÜRI, *Der Arzt* 31, „... und die Verordnungen durchführen helfe" für ποιήσῃ δ' ὑπουργίην τὸ προσταχθέν wirkt zu verschwommen. Gemeint ist doch, daß der Krankenpfleger in Abwesenheit des Arztes das, was der Meister vorgeschrieben hatte, sich zur Aufgabe macht, zum Inhalt seines Dienstes.
[25] Siehe PHILLIPS, *Greek Medicine* 185.

Wissen eines Krankenaufsehers das überaus positiv besetzte Wort τέχνη benutzt. Das Wissen und die Fertigkeiten des in die τέχνη eingeweihten Krankenaufsehers wird schließlich so hoch angesetzt, daß durch seine Aufsicht in der Abwesenheit des Arztes weniger Mißerfolge zu erwarten sind, als wenn ein noch nicht fortgeschrittener Schüler die Beaufsichtigung übernimmt. Dem ἐφεστώς kann also ein gewisses Vertrauen geschenkt werden, er arbeitet in Absprache, Hand in Hand mit dem Arzt.[26] Es ist daher insgesamt zu bezweifeln, daß ein solcher ἐφεστώς nur die Aufgaben eines „Dieners", eines ὑπηρέτης, zu erledigen hatte.[27]

Neben dem Terminus ἐφεστώς, -ῶτος (ionisch -εῶτος)[28] („Aufseher [der Kranken], Krankenpfleger") darf zudem ὑπουργίη / ὑπουργία („Dienst, Tätigkeit des Krankenpflegers") notiert werden.[29] Der Terminus νοσοτροφία („Krankenpflege", aber auch „Kränklichkeit" u.ä.) scheint nicht der medizinischen Fachliteratur zu entstammen – er ist weder bei Hippokrates noch Galen zu finden –, sondern begegnet z.B. bei Platon, *respubl.* 407 oder 496c.

Im römisch-lateinischen Bereich ist zunächst auf einige Unterschiede im Bereich der Krankenpflege hinzuweisen. Mehr noch als zur griechischen Zeit ist die Behandlung und Pflege des Kranken Sache der Familie; dies vor allem im frühen Rom. Cato als Paradigma des väterlich-gestrengen *pater familias* schlechthin läßt den Gutbesitzer selbst die Familienangehörigen – zu denen auch die Sklaven gehören – kurieren und pflegen, wie die entsprechenden medizinischen Anweisungen in seinem Werk *De agricultura* vielfach nahelegen. Es bildete sich verstärkt eine heilkundliche Praxis heran, die etwas undifferenziert als *paterfamilias*-Medizin bezeichnet wird, und man hat – wohl zu Unrecht[30] – vermutet,

---

[26] Natürlich gehörten krankenpflegerische Tätigkeiten auch immer zu den Aufgaben des (hippokratischen) Arztes selbst, vgl. z.B. KING, *Nursing and the Medical Profession in Ancient Greek,* passim.

[27] Sie „reichten Geräte zu, wirkten beim Einrenken mit, legten Umschläge auf, machten Spülungen, ließen zur Ader, setzten Schröpfköpfe, bereiteten Medikamente zu – aber als ‚Diener' waren sie immer nur im reinen Handlangerdienst, unter ständiger Aufsicht des Arztes, also ohne selbständige Heileraktivität" (KUDLIEN, *Der griechische Arzt* 95).

[28] Abzuleiten von ἐφίστημαι (mit dem Partizip Perfekt ἐφεστώς in der ungefähren wörtlichen Bedeutung „zur Aufsichtsführung gestellt sein"). Der Begriff wird auch außerhalb des medizinischen Zusammenhangs benutzt (vgl. z.B. Herodot 2,148; Sophokles *Ajax* 107,2; Xenophon *mem.* 3,5,19).

[29] Der Begriff begegnet indes nicht allzu häufig bei Hippokrates, vgl. die Stellensammlung bei MENDELSOHN, *Über die Hypurgie* 276, Anm. 2, und MALONEY/FROHN, *Concordantia in Corpus Hippocraticum* 5, 4540f (ὑπουργεῖν und ὑπουργία, einige Belege allerdings auch in anderer Bedeutung).

[30] Siehe SCHULZE, *Celsus, Arzt oder Laie* 25. 102f. (Zusammenfassung).

daß die *De medicina libri octo* des Aulus Cornelius Celsus einen dazu passenden Hausgesundheitsratgeber darstellen.[31]

Für den Bereich der Krankenpflege darf eine erst zu römischer Zeit aufgekommene Einrichtung besonderes Interesse beanspruchen, nämlich die sogenannten Valetudinarien. Diese dienten zur Behandlung und Pflege erkrankter oder verletzter Sklaven und Soldaten;[32] andere Patienten wurden hier in der Regel nicht versorgt. Primärer, utilitaristisch-ökonomischer Zweck war die Wiederherstellung der Arbeits- bzw. Kampfeskraft.

Einige Vertreter des Personals solcher Valetudinarien sind uns nun durch inschriftliche Nennungen namentlich bekannt. Leider wird ihre genaue Tätigkeit nicht im einzelnen beschrieben. Grob dürften sich drei Arbeitsbereiche innerhalb eines Valetudinariums unterscheiden lassen: Zum einen der des Arztes, dann der des Krankenaufsehers und -pflegers, schließlich der der Verwalter und Gehilfen, die für die Beköstigung, Wäsche usw. bestellt waren.[33]

In den Digesten L., tit. 6/6 sind in diesem Zusammenhang folgende Bezeichnungen genannt:

- [...] *optio valetudinarii* (also der ‚Assistent'[34] in einem Valetudinarium; WILMANNS umschreibt mit ‚Sanitätsfeldwebel',[35] sie waren ‚Laufbahnsoldaten'[36]); möglicherweise war diesem für Spezialaufgaben wie Putzdienste oder Essenkochen noch anderes Personal zur Seite gestellt.[37]
- *medici* (also die eigentlichen „Ärzte", die in praxi zusammen mit den *capsarii* [siehe unten] vor allem für die Erstversorgung eingesetzt worden sein dürften).
- *veterinarii* (die „Tierärzte") und *pequarii* („Betreuer des Zugviehs").[38]
- *qui aegris praesto sunt* („die, die den Kranken zugegen sind", also ‚Krankenpfleger' oder mindestens ‚zur Krankenpflege abkommandierte Soldaten').

---

[31] Siehe z.B. BLÜMEL, *Geisteskrankheiten* 16.
[32] Siehe HARIG/KOLLESCH, *Arzt, Kranker und Krankenpflege* 268; HAESER, *Geschichte der Medicin* 1, 421-423. 439f.
[33] Siehe HAESER, *Geschichte der Medicin* 1, 422.
[34] Eigtl.: „der, den man sich wählt", abgeleitet von *optare*.
[35] Siehe WILMANNS, *Sanitätsdienst* 117. Dort auch Näheres zum Vorkommen und Stand innerhalb der Legion. Nebenbei waren sie gelegentlich offenbar auch für die Waffenmeisterei (*cura operis armamentarii*) zuständig.
[36] Siehe ebd.
[37] Siehe ebd.
[38] Siehe ebd.

Des weiteren findet sich Sanitätspersonal innerhalb von Legionen, dessen Tätigkeit zumindest hin und wieder auch krankenpflegerischer Art gewesen sein wird, beispielsweise die *capsarii* („Sanitäter"[39], benannt nach ihrer *capsa*, einer Tasche mit entsprechenden Gerätschaften; „während des Friedensdienstes oblag den *capsarii* im Valetudinarium vornehmlich die Krankenpflege"[40]), gelegentlich mit ihren ‚Sanitätslehrlingen' (*discentes capsariorum*) oder die *marsi* („wohl Spezialisten gegen Schlangenbisse"[41]). Möglicherweise hatten auch andere Vertreter der ‚niederen Heilberufe' gelegentlich krankenpflegerische Aufgaben zu erfüllen, so z.B. der *iatraliptes* (ἰατραλείπτης) – „Masseur", „Badearzt".[42] Daß im Notfall jeder Soldat (oder auch Matrose) bzw. im zivilen Bereich jedes Familienmitglied zu krankenpflegerischen Diensten herangezogen worden sein dürfte, bedarf keiner Diskussion.

Im Hinblick auf die oben genannten Arbeitsbereiche scheint es uns als etwas undifferenziert, wenn KORPELA, der für den stadtrömischen Bereich insgesamt neun Beispiele für Krankenpfleger zusammengetragen hat,[43] in inschriftlichen Namensnennungen mit dem Zusatz *a/ad valetudinario/-ium* grundsätzlich Krankenpfleger erblicken will. Für KORPELAS Einordnung spricht indes, daß bei den von ihm angeführten Beispielen die Bezeichnung *medicus* fehlt. Der oft ersichtliche Sklavenstatus trägt dagegen nichts zur Klärung bei: Beispielsweise kann der auf einem Landgut in einem Valetudinarium arbeitende, gut ausgebildete *medicus* durchaus Sklave sein. Gleiches gilt für das übrige, eher noch niedriger gestellte Personal.

Trotz dieser Unsicherheiten sei es gestattet, im folgenden beispielhaft fünf der von KORPELA zusammengetragenen Inschriften zu betrachten:

---

[39] Eigentlich ein Sklave, der dem Sohn seines Herrn die Büchertasche trug. Die Übertragung auf den heilkundlichen Bereich scheint nicht ungewöhnlich zu sein; sie wird uns beim *cubicularius* wieder begegnen (siehe weiter unten). Daß der *capsarius* in unserem Kontext wohl nur eine Art ‚Sanitäter' gewesen sein konnte, belegt überzeugend WILMANNS ebd., 121f.

[40] Ebd. 122.

[41] Siehe ebd 117.

[42] Dazu KUDLIEN, *Der griechische Arzt* 96: „Sie [d.h. die ἰατραλεῖπται] mögen ‚sicher mehr als bloße Masseure' [K.-D. FISCHER in einem Vortrag ‚Gesellschaft, Wirtschaft, ärztlicher Stand im römischen Kaiserreich'] gewesen sein. Aber wir können nicht sagen, wieweit konkret ihr Aktionsradius als Heiler über den Bereich gymnastischer Maßnahmen hinausreichte."

[43] Allerdings nicht immer Unzweifelhaftes; vgl. KORPELA, *Medizinpersonal* Nr. 47, S. 163.

Beispiel 1:

```
Primus              | Claudia
  Messallae         | Erato
  ad valetudin(arium) |
```

„Primus, (Sklave) des Messala, (gehörend) zum Valetudinarium. | Claudia Erato."

Diese Inschrift[44] stammt aus dem sogenanten zweiten Kolumbarium in der Vinea Codiniorum, Rom. Sie nennt den Sklaven Primus, der offenbar im Valetudinarium eines Messalla arbeitete. Die in der zweiten Spalte der Tafel erwähnte Claudia Erato könnte die Frau des Primus gewesen sein.[45] Eine Datierung ist nicht sicher möglich, da wir nicht wissen, welcher Messalla gemeint sein könnte.

Beispiel 2:

```
Philargurus
  Liviae ad valetud(inarium)
```

„Philargurus, (Sklave) der Livia (Augusta), (gehörend) zum Valetudinarium."

Unser zweites Beispiel, eine Grabtafel angeblich aus dem Garten des Marquis Corsini,[46] nennt einen Sklaven der Livia Augusta,[47] den Philargurus. Auch er gehörte zum Personal eines Valetudinariums.

Beispiel 3:

```
C. Luccio Telesino C. Suetonio [Paulino cos.]
  Pannychus
  Sita a valetudi[nario]
  A. Caicilius a pisci[bus]
  Claudia Corin[...
  ///// /////
```

---

[44] CIL 6, 4475.
[45] So KORPELA, *Medizinpersonal* 179.
[46] CIL 6, 9085 (mit weiterer Literatur).
[47] Stimmt diese Zuweisung, so datiert die Inschrift in die erste Hälfte des ersten Jahrhunderts.

„Unter den Konsuln C. Luccius Telesinus und C. Suetonius [Paulinus]. Pannychus, der im Valetudinarium tätige Sita, der ‚für die Fische zuständige' Sklave A. Caicilius, Claudia Corin[..."

Diese Marmortafel[48] nennt die Magister eines Kollegiums (über das nichts Näheres bekannt ist), in unserem Ausschnitt die des Jahres 66 n.Chr. (Datierung gemäß der *consules*). Selbst wenn die hier und im Rest der Tafel genannten Personen hauptsächlich Sklaven und Freigelassene waren, so genoß der uns primär interessierende Sita „jedenfalls in der nächsten Umgebung ein gewisses Ansehen, weil er die Stellung eines ‚Magisters' erreicht hatte."[49]

Beispiel 4:

Alchimus
   supra
valetudinarium

„Alchimus, an der Spitze des Valetudinariums stehend."

Diese *tabella columbarii*,[50] gefunden zwischen der Via Salaria und der Via Pinciana in Rom, läßt erkennen, daß es vielleicht eine „Krankenpflegerkarriere"[51] gab: Alchimus trug den Titel *supra valetudinarium*, was so viel wie „Oberkrankenpfleger" heißen mag, ein Titel, der sonst nicht mehr im inschriftlichen Material vorzukommen scheint.

Beispiel 5:

Helpis Liviae
  ad valetudinar(ium)

„Helpis, (Sklavin) der Livia (Augusta), (tätig) im Valetudinarium."

Die in dieser Grabinschrift[52] genannte Helpis ist die einzige uns bekannte Frau innerhalb des Krankenpflegepersonals.[53]

---

[48] CIL 6, 8639.
[49] KORPELA, *Medizinpersonal* Nr. 147, S. 179.
[50] CIL 6, 33917.
[51] KORPELA, *Medizinpersonal* 183.
[52] CIL 6, 9084. Zur Datierung siehe oben, Beispiel 2.
[53] Siehe EICHENAUER, *Zur Arbeitswelt der Frau in der römischen Antike* 201; KORPELA, *Medizinpersonal* Nr. 143, S. 179; unsichere Geschlechtszugehörigkeit in Nr. 144 (CIL 6, 9602), weil hier der Personennamen nicht vollständig überliefert ist.

Der Titel *ad valetudinarium* (u.ä.) ist nicht die einzige lateinische Bezeichnung für „Krankenpfleger". Daneben findet sich epigraphisch belegt auch das Wort *cubicularius*, z.B. CIL 6, 33749:

[M. Ulpio]
Aug(usti) l(iberto)
Stephan(o)
ab aegris
cubicularior[54]
Ulpia Italia
uxor b(ene) m(erenti) fec(it)

„Für den hochverdienten Marcus Ulpius Stephanus, einen Freigelassenen des Augustus, einen Krankenpfleger, ließ seine Ehefrau Ulpia Italia (dieses Grab) machen."

In einem literarischen Text begegnet es bei Sueton, *Caesar* 4 (2 IHM):

[...] circa Pharmacussam insulam a praedonibus captus est mansitque apud eos non sine summa indignatione prope quadraginta dies cum uno medico et cubicularis duobus.
„[...] in der Nähe der Insel Pharmakussa wurde er (*sc.* Caesar) von Seeräubern gefangen, und er blieb bei diesen zu seinem größten Ärger beinahe 40 Tage, zusammen mit nur einem einzigen Arzt und zwei Krankenpflegern."

TILL übersetzt hier das Wort *cubicularius* nicht mit ‚Krankenpfleger', sondern in der eigentlichen Bedeutung ‚Kammerdiener', ohne eine nähere Erläuterung zu geben.[55] Da diese Berufsbezeichnung aber in unmittelbarer Nähe eines *medicus* steht, werden wohl eher Pfleger gemeint sein, die ihren Vorgesetzten bzw. Lehrmeister begleiten.

Halten wir – wegen der schmalen Materialgrundlage mit der gebotenen Vorsicht – fest, welche Merkmale aus den angeführten Zeugnissen über das Personal der heidnischen Krankenpflege zu eruieren waren:

a) Das außerhalb der Familien tätige Krankenpflegepersonal bestand vermutlich überwiegend aus Männern. Epigraphisch ist nur *eine* Frau – nämlich Helpis (CIL 6, 9084) – sicher nachweisbar.

---

[54] Diese ungewöhnliche Form steht wohl für die Dativform *cubiculario*.
[55] TILL, *Sueton. Cäsarenleben* 3.

b) Die Krankenpfleger rekrutierten sich, zumindest im griechischen Raum, aus den fortgeschritteneren Schülern eines Arztes (vgl. die angeführte Hippokratesstelle) und scheinen ihren Meister gelegentlich begleitet zu haben (siehe die genannte Suetonstelle).

c) Der Aufgabenbereich eines Krankenpflegers variiert: Krankenüberwachung in Abwesenheit des Arztes, Essens- oder Medikamentengabe, Arbeit in Valetudinarien usw.

d) Die gesellschaftliche Stellung dürfte im allgemeinen niedrig gewesen sein. So waren die in Inschriften begegnenden Krankenpfleger oft Sklaven, gelegentlich allerdings mit gewissem Ansehen in der näheren Umgebung (siehe Beispiel 3). Auch daß überhaupt nur äußerst wenige Grabtituli von Krankenpflegern existieren, deutet auf einen niedrigen sozialen und finanziellen Status hin.

e) Innerhalb des Krankenpflegepersonals sind gewisse Hierarchiestufen auszumachen; neben der bei Hippokrates genannten (fachlichen) Abstufung zwischen Schülern und Fortgeschrittenen ist auch für die römische Antike eine gewisse Hierarchisierung erkennbar. Hier ist vor allem Alchimus zu nennen, der den Titel *supra valetudinarium* führte.

Wie haben wir uns dagegen die christliche Krankenpflege vorzustellen? Greifen wir ein wenig aus:

Die im *Corpus Hippocraticum* entworfene Ethik zeichnet ein Idealbild des Arztes, das in praxi gewiß nur selten verwirklicht wurde. Interessanterweise wird der Arzt trotz vieler hoher Ansprüche nicht darauf verpflichtet, auf ein Entgelt für seine Dienste zu verzichten. Zwar wird häßliche Gewinnsucht mehrfach kritisiert,[56] und es wird im Hippokratischen Eid auch die (Selbst-)Verpflichtung ausgegeben, die Nachkommen des eigenen Lehrers ohne Lohn zu unterrichten,[57] doch von einer *generellen* Pflicht zur kostenlosen Behandlung bedürftiger Kranker kann nicht die Rede sein. Freilich heißt dies nicht, daß nicht viele Ärzte doch Erbarmen hatten.[58] Man kann barmherziges Verhalten gegenüber dem kranken Habenichts aus den allgemeiner formulierten Ethikverpflichtungen hippokratischer Provenienz ableiten, doch hat die Forschung wohl zu Recht festgestellt, daß der hippokratische oder heidnisch-hellenistische Arzt *in der Regel* seine Dienste gegen ein angemessenes Entgelt geleistet hat.[59]

---

[56] Z.B. *hab. dec.* 1,1f.: Ablehnung der αἰσχροκερδείη.
[57] Z.B. *jusj.*: ἄνευ μισθοῦ καὶ συγγραφῆς ...
[58] Dazu differenziert KUDLIEN, *Der griechische Arzt* 10ff.
[59] Siehe z.B. JOUANNA, *Die Entstehung der Heilkunst* 71.

Anscheinend ist die Armen- und Krankenpflege ohne Lohn, gleichsam als moralische Verpflichtung, erst mit dem Christentum in die antike Welt eingezogen. Sie resultiert aus der Nächstenliebe (*caritas*); Krankenpflege galt schon den ältesten Christen als eines der gottgefälligsten Werke;[60]

„Das Erbarmen gilt in jedem Fall für alle Christen als Weg der Vervollkommnung schlechthin".[61]

Biblische Textstellen wie Mt 10,8 sind eindeutig; Jesus gibt Matthäus zufolge seinen Jüngern den Auftrag: „Heilt Kranke, weckt Tote auf, macht Aussätzige rein, treibt Dämonen aus! Umsonst habt ihr empfangen, umsonst sollt ihr geben." Die Krankenpflege als Erfüllung religiöser Vorschrift ergibt sich auch aus Mt 25, 34-40, siehe besonders Vers 36: „... ich war krank, und ihr habt mich besucht." Heilen wird im Gegensatz zu den Weisungen der heidnischen Ethiken zu einem unentgeltlichen, auf der *imitatio Christi* („Nachfolge Christi")[62] beruhenden Missionsauftrag.[63] Etwas blumig, aber nicht zu Unrecht formulieren BAUS/JEDIN[64] für die Frühzeit:

„Die praktische Ausübung tätiger Caritas am notleidenden Bruder im Glauben wie am von Krankheit oder Unglück betroffenen Heiden ist, im markanten Gegensatz zur entsprechenden heidnischen Haltung, ein unleugbarer Ruhmestitel für die frühchristliche Großkirche."

Prinzipiell gilt dies natürlich für *alle* Christen, ohne Unterschied in Geschlecht oder Amt. Und tatsächlich lassen sich bei verschiedensten Personen und Gruppen heilende, sorgende Tätigkeiten beobachten. So wird in späterer Zeit für viele

---

[60] Siehe HAESER, *Geschichte der Medicin* 1, 442.
[61] AGRIMI/CRISCIANI, *Wohltätigkeit und Beistand* 183.
[62] Christus selbst ist der ‚große Arzt', der ‚Heiland'; der Titel *Christus medicus* wird zum wichtigsten Christustitel der spätantiken Jahrhunderte. Christus ist aber kein Arzt im herkömmlichen Sinne – er bedient sich beispielsweise nicht antik-rationaler Heilmethoden –, sondern er wird dargestellt als ein charismatischer Heiler und Wundertäter, den man in die Tradition der magischen Volksmedizin eingeordnet hat (vgl. die Speichelbehandlung Mk 7,33; 8,23). Oft erfolgt Heilung durch Berührung (Mk 1,40-42), speziell durch Handauflegen (Mk 6,5), sie kann aber auch in einem Exorzismus bestehen (Mt 8,16, Mk 5,8. 11-13), da im NT der Teufel als Urheber von Qual und Krankheit gilt. Besonders deutlich als Metapher erscheint das Bild des Arztes bei der Heilung von Sünden, so z.B. Jo 5,14, wenn Jesus sagt: „Jetzt bist du gesund, sündige nicht mehr, damit dir nicht noch Schlimmeres zustößt".
[63] Die Fähigkeit zu heilen gibt Christus weiter an seine Jünger (vgl. des weiteren Lk 9,1f.; Apg 3,6.12.16), nicht aber in einer Ausbildung, wie wir sie im heidnischen Ärztestand der Zeit finden.
[64] BAUS/JEDIN, *Von der Urgemeinde zur frühchristlichen Großkirche* 350.

männliche und weibliche Orden die Krankenpflege zu einer Lebensaufgabe. Viele Christen sind in ihrem Beruf Arzt. Basilios (329-379), der Bischof von Caesarea in Kappadokien, gründete um das Jahr 370 vor den Toren seiner Stadt ein großes Hospital, das den Charakter eines öffentlichen Krankenhauses aufwies.

In praxi trugen den Hauptteil der Armen- und Krankenpflege allerdings wohl die Frauen, vor allem die – besonders im Osten des Reiches früh nachweisbaren – Diakonissen.[65] Paulus erwähnt bereits eine gewisse Phoebe als διάκονος der Gemeinde von Kenchreae und ehrt ihre Dienste (Rom 16,1f.); einige Jahrzehnte später erwähnt Plinius der Jüngere (61/62 – um 113 n.Chr.) Diakonissen in einem Brief an Trajan.[66] Auch später waren vor allem Frauen mit dieser Aufgabe angesprochen, wie beispielsweise noch die syrische Kirchenordnung (die *Didaskalia*) aus dem 4. Jahrhundert erkennen läßt, wenn sie dem Bischof vorschreibt, eine gläubige Frau – eine Diakonisse – solle in die Häuser der Heiden gehen und dort den Kranken helfen.[67] Im lateinischen Westen ist das Diakonissenamt vor dem 4. Jahrhundert nicht sicher nachweisbar.[68]

Diakonissen bekleideten allerdings kein vollwertiges Amt in der Ämterhierarchie der frühen Kirche, es gab offenbar keine rituelle, echte Ordinationshandlung.[69] Die frühe Kirche konnte allerdings auf einen Frauendienst, auf das Engagement der Diakonissen in praxi, in der Gemeinde nicht verzichten, und so kam es im Laufe der Zeit zu diesem Quasi-Amt. Diakonissen wurden neben der krankenpflegerischen Tätigkeit auch für rituelle Pflichten, beispielsweise bei der Taufe, gebraucht. Zunächst rekrutierten sie sich vermutlich aus dem Witwenstand. Diese Frauen waren – eine elementare Voraussetzung! – am ehesten materiell und gesellschaftlich frei genug, um in der Diakonie eingesetzt werden zu können,[70] zudem genossen sie in der Gemeinde ein gewisses Ansehen (im Anschluß an 1Tim 5,3: „Ehre die Witwen, wenn sie wirklich Witwen sind").[71] Die weitere historische, sehr komplizierte Entwicklung des Diakonissenamts kann hier nicht im einzelnen nachgezeichnet werden,[72] es sei nur noch erwähnt, daß sich die krankenpflegerische Tätigkeit schließlich aus dem Privatbereich ab dem

---

[65] Hierzu vgl. die ausführliche Sammlung von MARTIMORT, *Les diaconesses*, und GRYSON, *Le ministère des femmes*. Im lateinischen Westen ist das Diakonissenamt vor dem 4. Jahrhundert nicht nachweisbar.

[66] Plin. *epist*. 96,8: (...) *ex duabus ancillis, quae ministrae dicebantur*.

[67] Siehe 3,11,5.

[68] Siehe BAUS/JEDIN, *Von der Urgemeinde zur frühchristlichen Großkirche* 354; LAPORTE *Role of Women* 111.

[69] Siehe BAUS/JEDIN, *Von der Urgemeinde zur frühchristlichen Großkirche* 353.

[70] Siehe PHILIPPI, *Diakonie* 626f.; ROHDE, *Urchristliche Ämter* 95-97.

[71] Vgl. zudem KALSBACH RAC 3, 917f.

[72] Siehe ebd.

3. / 4. Jahrhundert n.Chr. auch auf die nach und nach entstehenden Gebäude zur Aufnahme von Armen, Kranken oder Fremden ausdehnte.[73]

Finden sich neben den erwähnten Bibel- und Literaturstellen auch Inschriften, die uns konkrete Auskunft zum christlichen Personal der Krankenpflege geben? Weder KORPELA noch DIEHL nennen Beispiele von Christen, die in Valetudinarien gearbeitet haben, ein Befund, der vor dem Hintergrund des Zwecks einer solchen Einrichtung – bloße Wiederherstellung der Kampfes- und Arbeitskraft, siehe oben – nicht verwundert. Auch EICHENAUER zitiert keine derartigen epigraphischen Quellen.

Wohl aber begegnet der *cubicularius* im epigraphischen Material, doch vermögen wir nicht sicher zu entscheiden, ob der jeweils Genannte dabei nun Kammerdiener oder Krankenpfleger war (der Zusatz *ab aegro / -is* könnte durchaus fehlen, insbesondere bei der üblichen brachyologischen Ausdrucksweise auf Inschriften). Nur ein Beispiel für solch unsichere Funde sei genannt, eine Inschrift aus den Ruinen der Basilika S. Pauli Ostiensis:[74]

Hic quiescit in pace Anthemius
cubicu(larius), qui vixit annos LX.
„Hier ruht in Frieden der Krankenpfleger (*oder:* Kammerdiener) Anthemius, der 60 Jahre alt wurde."

In einigen Inschriften verbindet sich mit der Berufsbezeichnung *cubicularius* der Hinweis, der Bestattete sei Eunuch gewesen.[75] In solchen Fällen wird es sich wohl um eher einen Kammerdiener gehandelt haben.

Des weiteren kennen wir die relativ lange Grabinschrift eines namentlich unbekannten Christen, der vielleicht Arzt, wahrscheinlich aber eher Krankenpfleger war:[76]

Haec quaecumque legis devoto pectore mater,
  da lacrimas et me sic peperisse dole.
Hic iacet extinctus crudeli funere natus,
  ultima vivendi qu(i) mihi causa fuit.
Maxima praestabat miserae solacia matri
  consilio fratres et pietate colens.

---

[73] Die sogenannten Xenodocheia; daneben existierten die Spezialbezeichnungen Nosokomeion (also für Kranke), Gerokomeion (also für Alte) und Ptochotropheion (also für Bettler) – allesamt freilich noch keine Krankenhäuser im eigentlichen Sinn.

[74] CIL 6, 9297; vgl. DIEHL, *Inscriptiones latinae Christianae veteres* 1, Nr. 597, S. 118.

[75] Z.B. in der bei DIEHL, *Inscriptiones latinae Christianae veteres* 1, Nr. 358, S. 80 angeführten Inschrift: Ioannis eun[u]cus cubicularius.

[76] Siehe DIEHL, *Inscriptiones latinae Christianae veteres* 1, Nr. 611, S. 120; GUMMERUS, *Ärztestand*, Nr. 134.

Plurima restituit curando corpora vitae,
quem mihi tam subito mors properata tulit.

„Mutter, die du dies mit anhänglicher Brust liest, weine und wehklage darüber, daß du mich geboren hast. Hier liegt dein Sohn, ausgelöscht vom grausen Tod, (mein Sohn), der mir der letzte Grund zum Leben war. Den größten Trost gewährte der armen Mutter, wenn er mit Rat und Frömmigkeit für die Brüder Sorge trug. Sehr viele Körper brachte er durch seine Pflege wieder zurück ins Leben, er, den mir der so plötzlich herbeigeeilte Tod wegnahm."

Die vorletzte Zeile legt nahe, daß der Sohn, um den die Mutter klagt, eher einer krankenpflegerischen Tätigkeit nachging als konkret Arzt gewesen zu sein. Zwar wird *curare* schon klassisch auch für die Tätigkeit des behandelnden Arztes benutzt – man vergleiche Celsus' Adressierung eines Hinweises, *quatenus scire curanti necessarium est*[77] –, hauptsächlich aber bedient dieses Verb das Wortfeld „Wartung", „Versorgung" und „Pflege", dabei auch „Krankenpflege". Das Argument, die die konkrete ärztliche Tätigkeit etwas schemenhaft ausdrückende Form *curando* (statt eines präzisierenden Verbs) sei vielleicht metrisch bedingt, trägt nicht: *Curando* läßt sich beispielsweise durch *sanando* problemlos ersetzen; der hexamentrische Vers würde nicht gestört. Wenn wir also annehmen, daß man in einer Grabinschrift – der letzten und zudem lang währenden Repräsentationsmöglichkeit eines Menschen und seiner Qualitäten – den Beruf nicht absichtlich verwässert – und der Arzt hatte gewiß ein höheres Ansehen als ein Krankenpfleger –, dann scheint es uns nicht überinterpretiert, den hier Gerühmten als einen christlichen Krankenpfleger anzusprechen. Endgültig beweisen läßt sich diese Auffassung freilich nicht.

Halten wir zusammenfassend die wichtigsten Merkmale der christlichen Krankenpflege fest:

a) Das Krankenpflegepersonal außerhalb der Familie bestand, zumindest im Osten, schon früh hauptsächlich aus Frauen (Ausbildung des Diakonissenamtes).

b) Krankenpflege erwuchs aus dem biblischen Auftrag zur Nächstenliebe und umfaßte die Pflege des kranken Mitchristen ebenso wie die eines kranken Heiden.

c) Der soziale Status der Witwen und Diakonissen innerhalb der Gemeinde war hoch, wenngleich ihre Tätigkeit kein Amt mit einer Ordinationshandlung war. Wenn der Anonymus des letztgenannten Grabgedichtes wirklich Kran-

---
[77] Celsus, 4,2,1.

kenpfleger war, mußte er bzw. seine Familie zudem einen gewissen finanziellen oder sozialen Status gehabt haben, so daß man – wie üblicherweise in solchen Fällen geschehen – neben dem Grabstein auch die Anfertigung eines Grabgedichtes in Auftrag geben konnte.

d) Hierarchische Abstufungen innerhalb des christlichen Krankepflegepersonals sind ursprünglich nicht erkennbar. Der Auftrag der *caritas* ergeht an alle Gemeindemitglieder gleichermaßen. Mangels Quellenmaterial können wir spätere Differenzierungen nicht sicher leisten.[78]

*

Insgesamt unterscheidet sich die heidnische von der christlichen Krankenpflege in der Antike beträchtlich. Dies betrifft zum einen die personelle Ausstattung – im paganen Betrieb vorwiegend Männer, bei den Christen vor allen Frauen. THEODOR FLIEDNER bot sich also für seine Pläne ein geeigneter antiker Bezugspunkt. Die Unterschiede beziehen sich auch auf den sozialen Status – eher niedrig bei den Heiden, höheres Ansehen des Witwenstandes und der Diakonissen bei den Christen – und vor allem die Motivation, einen krankenpflegerischen Beruf zu ergreifen. Die entscheidende Motivation des Christentums liegt im *caritas*-Gedanken begründet. VON SICK und GEDIKE argumentieren also durchaus zutreffend, wenn sie diese herausstellen, auch wenn wir VON SICK nicht zustimmen können, einem Typ der antiken Krankenpflege, nämlich der auf christlichen Werten beruhenden, quasi einen moralischen Alleinvertretungsanspruch zukommen zu lassen.

Im Rahmen des heidnischen Medizinbetriebs betrieben Arzt und Krankenpfleger dagegen eine des öfteren mit anderen Handwerken verglichene Tätigkeit, die – nicht ausschließlich, aber doch üblicherweise – auf den finanziellen Verdienst und den Ruf des Behandelnden ausgerichtet war. Die Teilhabe des Krankenpflegers an der positiv konnotierten τέχνη ist zudem ein wichtiger Beleg für die von EDUARD SEIDLER dargestellte Verankerung der Krankenpflege im antiken Heilplan. Der Status des Krankenpflegers als zukünftigem Arzt in *De habitu decenti* steht im deutlichen Kontrast zur heutigen institutionalisierten Unterordnung unter den Arztberuf ohne entsprechende Aufstiegsmöglichkeit in diesen Stand.

Der Begriff ὑπουργία wird im *Corpus Hippocraticum* zwar für die Krankenpflege verwandt, doch es gab keinen durchgängigen Begriff, der die Krankenpflege als Berufsstand charakterisieren würde (zur νοσοτροφία vgl. oben). Dieser Befund stimmt mit HELEN KINGS auf anderem Wege erarbeiteten Ausführungen in *Hippocrates' Women* überein. Im Gegensatz zum 19. und 20. Jahrhundert

---

[78] Zur Ein- und Unterordnung der Diakonie und ihrer Vertreter in die kirchlichen Ämter vgl. PHILIPPI, TRE 622f. et passim.

läßt sich aus dem antiken Quellenmaterial keine unmittelbare Konkurrenz zwischen christlicher und gewerblicher Krankenpflege herauslesen. Die Vielfalt der verschiedenen antiken wie auch heutigen Krankenpflege-Konzeptionen sollten jedoch zur Vorsicht mahnen, nur *einer* davon Zukunftsfähigkeit zuzusprechen.

Literatur:

AGRIMI, J. / CRISCIANI, C., *Wohltätigkeit und Beistand in der mittelalterlichen christlichen Kultur,* in: Die Geschichte des medizinischen Denkens. Antike und Mittelalter (hrsg. von M.D. GRMEK), München 1996, 182-215 (Anm. auf S. 434-437). (Titel der Originalausgabe: Storia del pensiero medico occidentale. 1. Antichità e medioevo).

ALBRECHT, R., *Frau, IV. Christentum,* in: Der Neue Pauly 4 (1998), 640f.

BAUS, K. / JEDIN, H., *Von der Urgemeinde zur frühchristlichen Großkirche* (Handbuch der Kirchengeschichte 1), Freiburg / Wien / Basel 3. Aufl. 1965.

DIE BIBEL. Altes und Neues Testament. Einheitsübersetzung, Stuttgart 1980 (Nachdruck Freiburg 1991).

BISCHOFF, C., *Frauen in der Krankenpflege. Zur Entwicklung von Frauenrolle und Frauenberufstätigkeit im 19. und 20. Jahrhundert,* Frankfurt a.M. / New York 3. Aufl. 1997.

BLOCH, I., *Byzantinische Medizin,* in: Handbuch der Geschichte der Medizin, Bd. 1: Altertum und Mittelalter (hrsg. von M. NEUBURGER / J. PAGEL), Jena 1902 (Nachdruck Hildesheim / New York 1971), 492-568.

BLÜMEL, H., *Analyse der klinischen Symptomatologie von Geisteskrankheiten in Aulus Cornelius Celsus' Werk ‚de medicina' – Zur Konzeption von Geisteskrankheit in der römischen Medizin,* München 1995.

BONWETSCH, N., *Das Amt der Diakonisse in der alten Kirche,* Mitau 1891.

Corpus inscriptionum Latinarum 6 (hrsg. von W. HENZEN), Berlin 1876 u.a.

DIEHL, E., *Inscriptiones Latinae christianae veteres 1,* Berlin 1961.

FLIEDNER, T., *Aufruf der Diakonissen-Anstalt zu Kaiserswerth an alle Freunde des Reichs Gottes, besonders an die lieben geistlichen Amtsbrüder, Christinnen zur Selbstprüfung anzuregen, ob sie sich nicht zum Dienst des Herrn im Diakonissen-Amte hingeben können und wollen,* in: Der Armen- und Krankenfreund 4 (Nov. / Dez. 1852), 10-15.

FLIEDNER, T., *Ueber das Wiederaufleben der Diakonissinnen der alt-christlichen Kirche in unsern Frauen-Vereinen,* in: Der Armen- und Krankenfreund 12 (Mai / Juni 1860), 65-71.

FRINGS, H.J., *Medizin und Arzt bei den griechischen Kirchenvätern bis Chrysostomos,* Bonn 1959.

GAZZANIGA, V., *Phanostrate, Metrodora, Lais and the others. Women in the Medical Profession,* in: Medicina nei secoli NS 9/2 (1997), 277-290.

GEDIKE, C.E., *Krankenwartung. Zum Gebrauch für die Krankenwart-Schule der K. Berliner Charité-Heilanstalt, sowie zum Selbstunterricht,* Berlin, 3. gänzlich umgearbeitete und vermehrte Auflage 1854.

GRYSON, R, *Le ministère des femmes dans l'Église ancienne* (Recherches et synthèses, Section d'histoire 4), Gembloux 1972.

GUMMERUS, H., *Der Ärztestand im Römischen Reiche nach den Inschriften 1* (Societas Scientiarum Fennica Commentationes Humanarum Litterarum 3/6), Helsingfors 1932.

HAESER, H., *Geschichte der christlichen Krankenpflege und Pflegerschaften,* Berlin 1857.

HAESER, H., *Lehrbuch der Geschichte der Medicin und der epidemischen Krankheiten, Bd. 1: Geschichte der Medicin in Alterthum und Mittelalter,* Jena 3. Aufl. 1875.

HARIG, G. / KOLLESCH, J., *Arzt, Kranker und Krankenpflege in der griechisch-römischen Antike und im byzantinischen Mittelalter,* in: Helikon 13/14 (1973/1974), 256-292.

HOYO CALLEJA, J. DEL, *La mujer y la medicina en el mundo romano,* in: Asclepio 39 (1987), 125-142.

KALSBACH, A., *Diakonisse,* in: Reallexikon für Antike und Christentum 3, 917-928.

KING, H., *Hippocrates' Woman. Reading the Female Body in Ancient Greece,* London u.a. 1998.

KING, H., *Using the Past: Nursing and the Medical Profession in Ancient Greece,* in: Anthropology and Nursing (hrsg. von P. HOLDEN / J. LITTLEWOOD), London / New York 1991, 7-24.

KORPELA, J., *„Aromatarii, pharmacopolae, thurarii et ceteri". Zur Sozialgeschichte Roms,* in: Ancient Medicine in its Socio-cultural Context. Papers read at the Congress held at Leiden University 13-15 April 1992, Bd. 1 (hrsg. von P.J. VAN DER EIJK / H.F.J. HORSTMANSHOFF / P.H. SCHRIJVERS = Clio medica 27. The Wellcome Institute Series in the History of Medicine), Amsterdam / Atlanta (GA) 1995, 101-118.

KORPELA, J., *Das Medizinpersonal im antiken Rom. Eine sozialgeschichtliche Untersuchung* (Annales Academiae Scientiarum Fennicae, Dissertationes humanarum litterarum 45), Helsinki 1987.

KRUG, A., *Heilkunst und Heilkult. Medizin in der Antike* (Beck's Archäologische Bibliothek), München 1984.

KUDLIEN, F., *Der griechische Arzt im Zeitalter des Hellenismus. Seine Stellung in Staat und Gesellschaft* (Akademie der Wissenschaften und der Literatur. Abhandlungen der geistes- und sozialwissenschaftlichen Klasse 6), Mainz / Wiesbaden 1979.

KUDLIEN, F., *Die Stellung des Arztes in der römischen Gesellschaft. Freigeborene Römer, Eingebürgerte, Peregrine, Sklaven, Freigelassene als Ärzte* (Forschungen zur antiken Sklaverei 18), Stuttgart 1986.

LAMPE, B., *Der Beitrag Martin Mendelsohns zur Entwicklung der Krankenpflege*, Berlin 1969.
LAPORTE, J., *The Role of Women in Early Christianity* (Studies in Women and Religion 7), New York 1982.
LE GALL, J., *Métiers de femmes au Corpus Inscriptionum Latinarum*, in: REL 47bis (1970), 123-130.
MALONEY, G. / FROHN, W., *Concordantia in Corpus Hippocraticum. Concordance des Œuvres Hippocratiques*, Bd. 5 (Alpha – Omega, Reihe A, Bd. 75), Hildesheim / Zürich / New York 1986.
MARTIMORT, A.G., *Les diaconesses. Essai historique* (Bibliotheca Ephemerides liturgicae. Subsidia 24), Rom 1982.
MENDELSOHN, M., *Die Krankenpflege*, in: Lehrbuch der Allgemeinen Therapie und der therapeutischen Methodik, Bd. 1 (hrsg. von A. EULENBURG / SAMUEL), Wien / Leipzig 1898, 239-424.
MENDELSOHN, M., *Über die Hypurgie und ihre therapeutische Leistung (Vortrag, gehalten am 11. Juni 1898 im Greifswalder medicinischen Verein)*, in: Zeitschrift für Krankenpflege 20 (1898), 273-281. 303-312.
MÜRI, W., *Der Arzt im Altertum. Griechische und lateinische Quellenstücke von Hippokrates bis Galen mit der Übertragung ins Deutsche*, München / Zürich 5. Aufl. 1986.
NUTTING, M.A. / L.L. DOCK, *A History of Nursing. The Evolution of Nursing Systems from the Earliest Times to the Foundation of the First English and American Training Schools for Nurses*, 4 Bde. (hier Bd. 1), New York / London 1907-1910.
OEHLER, J., *Epigraphische Beiträge zur Geschichte des Aerztestandes*, in: Janus 14 (1909), 4-20. 111-123.
PHILIPPI, P., *Diakonie I*, in: Theologische Realenzyklopädie 8, Berlin / New York 1981, 621-644.
PHILLIPS, E., *Greek Medicine*, London 1973.
POLLAK, K., *Wissen und Weisheit der alten Ärzte. Die Heilkunde der Antike*, Eltville am Rhein 1993.
PRIORESCHI, P., *A History of Medicine, Bd. 3: Roman Medicine*, Omaha 1998.
Real-Lexikon der Medizin und ihrer Grenzgebiete. 4. Band, Lieferung 16 (Hypermagnesiämie – intraventricularis), München / Berlin / Wien 1971.
REMY, B., *Nouvelles inscriptions de médecins dans les provinces occidentales de l'empire romain (1973-1983)*, in: Epigraphica 49 (1987), 261-264.
ROBERT, L., *Les stèles funéraires de Byzance gréco-romaine* (hrsg. von N. FIRATLI = Bibliotheque archéologique de l'Institut Française d'archéologie d'Istanbul 15), Paris 1964.
ROHDE, J., *Urchristliche und frühkatholische Ämter. Eine Untersuchung zur frühchristlichen Amtsentwicklung im Neuen Testament und bei den apostolischen Vätern* (Theologische Arbeiten 33), Berlin 1976.

ROWLAND, R.J. JR., *Some New Medici in the Roman Empire,* in: Epigraphica 39/1-2 (1977), 174-179.
SCHULZE, C., *Aulus Cornelius Celsus – Arzt oder Laie? Autor, Konzept und Adressaten der ‚De medicina libri octo'* (Bochumer Altertumswissenschaftliches Colloquium 42), Trier 1999.
STICKER, A., *Die Entstehung der neuzeitlichen Krankenpflege. Deutsche Quellenstücke aus der ersten Hälfte des 19. Jahrhunderts,* Stuttgart 1960.
TILL, R., *Sueton. Cäsarenleben,* Leibzig 1936.
UHLHORN, G., *Die christliche Liebesthätigkeit in der alten Kirche,* Stuttgart 1895.
WILMANNS, J., *Der Sanitätsdienst im Römischen Reich. Eine sozialgeschichtliche Studie zum römischen Militärsanitätswesen nebst einer Prosopographie des Sanitätspersonals* (Medizin der Antike. Beiträge zur antiken Medizin und deren Fortwirken 2), Hildesheim / Zürich / New York 1995.